LA LIMPIEZA Y REGENERACIÓN DE LOS TEJIDOS CELULARES

BERNARD JENSEN

Escrito en coautoría con Sylvia Bell

LA LIMPIEZA Y REGENERACIÓN
DE LOS TEJIDOS CELULARES

DESINTOXICACIÓN, REGENERACIÓN Y SALUD GLOBAL
A TRAVÉS DE LOS INTESTINOS

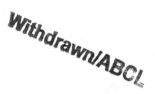
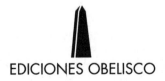

EDICIONES OBELISCO

Si este libro le ha interesado y desea que le mantengamos informado de nuestras publicaciones, escríbanos indicándonos qué temas son de su interés (Astrología, Autoayuda, Ciencias Ocultas, Artes Marciales, Naturismo, Espiritualidad, Tradición...) y gustosamente le complaceremos.

Puede consultar nuestro catálogo en www.edicionesobelisco.com

Los editores no han comprobado la eficacia ni el resultado de las recetas, productos, fórmulas técnicas, ejercicios o similares contenidos en este libro. Instan a los lectores a consultar al médico o especialista de la salud ante cualquier duda que surja. No asumen, por lo tanto, responsabilidad alguna en cuanto a su utilización ni realizan asesoramiento al respecto.

Colección Salud y Vida natural
La limpieza y regeneración de los tejidos celulares
Bernard Jensen

1.ª edición: abril 2016

Título original: *Tissue Cleansing Through Bowel Management*

Traducción: *David Michael George*
Corrección: *Sara Moreno*
Diseño de cubierta: *Enrique Iborra*

Edita: Ediciones Obelisco S. L.
Pere IV, 78 (Edif. Pedro IV) 3.ª planta 5.ª puerta
08005 Barcelona - España
Tel. 93 309 85 25 - Fax 93 309 85 23
E-mail: info@edicionesobelisco.com

ISBN: 978-84-9111-084-2
Depósito Legal: B-6.524-2016

Printed in Spain

Impreso en España en los talleres gráficos de Romanyà/Valls S. A.
Verdaguer, 1 - 08786 Capellades (Barcelona)

Este libro está dedicado a aquellos que quieren tomar el camino superior, que es el aprobado por Dios, y a aquellos que se verían librados y limpios de lo viejo para así abrazar la entrada en la vida nueva y más elevada.

«Límpiate y purifícate, y Yo te ensalzaré al trono del poder».
«Mantente limpio».

PRÓLOGO

Publicar este libro ha sido, en cierto modo, difícil debido a la naturaleza del tema que aborda. El control y el tratamiento del intestino es un asunto que prácticamente no se discute en nuestra cultura ni en la sociedad occidental. No es algo agradable de lo que hablar. De algún modo, nos ha ido permeando inadvertidamente la idea tácita que implica que el intestino se cuidará él mismo. Además, junto con esta creencia errónea viene otra que implica que cualquier cosa que compremos en el supermercado o preparemos en nuestra cocina será recibida con gratitud por el aparato gastrointestinal. El doctor Tom Spies, galardonado con el Premio a los Servicios Distinguidos de la Asociación Médica Estadounidense, ha dicho: «Todas las sustancias químicas usadas por el organismo (excepto el oxígeno que respiramos y el agua que bebemos) lo introducimos en su interior en forma de alimento».

Lamentablemente, la elección de alimentos poco saludables y de unos métodos de preparación inapropiados suelen dar lugar a problemas intestinales. En concreto, los investigadores han mostrado que el consumo regular de carbohidratos refinados y una carencia de fibra en la dieta incrementan el tiempo de tránsito de los desechos en el intestino y estimulan la producción de bacterias responsables de la putrefacción en él. Estos dos factores se han relacionado no sólo con enfermedades intestinales como la colitis, la diverticulosis y el cáncer, sino también con dolencias crónicas en otros lugares del organismo.

Afortunadamente, lo que los científicos médicos llaman «síndrome del colon irritable» puede prevenirse o revertirse en la mayoría de los casos siguiendo el programa descrito en este libro. No obstante, hay métodos, como una dieta adecuada, que darán lugar a los mismos resultados pero a lo largo de un período de tiempo más largo.

La respuesta a la primera edición de este libro ha sido maravillosa. Hemos recibido muchas sugerencias y comentarios que nos han llevado a realizar revisiones y adiciones para hacer que esta obra responda mejor a vuestras necesidades.

Suele resultar necesario un acto de voluntad y valentía salir de la situación relacionada con problemas intestinales en la que se encuentran tantas personas. No hay mejor forma de hacerlo que adoptando una actitud positiva y determinada. Las instrucciones aportadas en este libro te darán la oportunidad de asumir una mayor responsabilidad sobre tu nivel de salud y bienestar. Mejorar el estado de tu intestino te proporcionará unos beneficios que merecen la pena en forma de una salud, energía y vitalidad renovadas: una buena inversión.

El programa esbozado en este libro no es más que el inicio de un nuevo camino. Una vez que hayamos limpiado el intestino de los desechos acumulados empieza el siguiente paso. Renunciar a viejos hábitos es algo muy difícil para la mayoría de la gente, pero es absolutamente esencial para recuperar una salud plena. El proceso de construcción empieza cuando unos hábitos y actitudes correctos y vivificantes asumen el mando. Podremos regenerar el organismo cuando dispongamos de unos tejidos limpios que sean capaces de obtener todos los nutrientes y los elementos químicos que necesitamos de los alimentos ingeridos. El café y los dónuts no cumplirán este cometido, como tampoco lo harán el azúcar y el pan blanco. Si no renunciamos a nuestros viejos hábitos, sólo experimentaremos unos resultados temporales y llamativos.

Este libro se pone a disposición de aquella persona que quiera asumir una mayor responsabilidad por su salud y bienestar. El programa de limpieza y regeneración de siete días de duración descrito ha sido usado por muchos en su propio hogar con total seguridad.

Zamora no se ganó en una hora, y los dividendos aportados por un control y un tratamiento eficaz del intestino no siempre son evidentes de inmediato. Puede llevar meses o incluso años obtenerlos. Conseguir una evacuación adecuada supone la mitad del trabajo. La otra mitad consiste en reconstruir el tejido dañado.

ADVERTENCIA

Quiero dejar claro que el programa descrito en este libro no representa una cura para cualquier enfermedad o dolencia. Es, sencillamente, un método para limpiar el intestino y restaurar unos hábitos intestinales regulares, lo que da lugar a un organismo más pulcro mediante una eliminación más eficaz de los desechos.

El programa descrito aquí rara vez entrará en conflicto con cualquier otra terapia o tratamiento, pero si nos encontramos bajo los cuidados de un médico, lo mejor es hablar de este programa con él y buscar su asesoramiento y apoyo. Si nuestro médico está interesado en los cuidados de la salud naturales y preventivos, comprenderá que un organismo limpio responde mejor a cualquier medida terapéutica que crea que necesitemos. Nuestro programa no pretende reemplazar los cuidados de la salud por parte de profesionales cualificados.

No todos necesitan este programa, y no lo estamos recomendando como una panacea universal, pero hay muchos que se beneficiarán de él.

Recomendamos que aquellos que estén gravemente enfermos y los ancianos se tomen este programa con calma, buscando el asesoramiento de su médico para modificar cualquiera de sus características y para que así se adapte a sus necesidades especiales y sus limitaciones. Hemos intentado hacer este libro lo más completo y claro posible, responder a todas las preguntas potenciales y evitar la confusión. Las preguntas y consultas de médicos profesionales son bienvenidas.

Si padeces un problema de intestino sangrante o cualquier alteración intestinal grave, es imperativa la supervisión por parte de un médico.

CAPÍTULO 1

INTRODUCCIÓN A LA CONCIENCIACIÓN SOBRE EL INTESTINO

DOS MILAGROS[1]
Al igual que hermosos lirios crecen en lechos sucios y lodosos,
de la ancianidad surge la juventud dinámica.
Y que la juventud surja de la edad no es un milagro mayor
que el que lirios blancos puros crezcan en el barro.

En los cincuenta años que he pasado ayudando a la gente a superar enfermedades, discapacidades y dolencias, ha quedado claro como el agua que un mal control y tratamiento del intestino se halla en la base de la mayoría de los problemas de salud de la gente.

Habiendo tratado a más de trescientos mil pacientes, es, invariablemente, el intestino del que tenemos que ocuparnos en primer lugar antes de que pueda darse ninguna curación eficaz.

En tiempos pasados, los conocimientos sobre el intestino estaban más extendidos y se enseñaba a la gente cómo cuidarlo. De algún modo, esta sabiduría sobre el intestino se perdió y se convirtió en algo de lo que la gente ya no quería hablar.

Encerrando al intestino en el armario y haciendo ver que no existe, mucha gente ha seguido el camino de una vida inadecuada, tratando el intestino de forma indiscriminada y recogiendo una mala cosecha años después.

Conocer las formas de mantener el intestino sano y en buena forma es la mejor manera que conozco de mantenerse alejado de las garras de la enfermedad y las dolencias.

---

1. Extraído de *Mysterious catalytic foods*, de Brown Landone.

La persona consciente de su intestino es aquélla provista de buenos conocimientos, que discierne en lo tocante a sus hábitos alimentarios y que sigue el camino de una vida más elevada. Sus días se ven bendecidos con salud, vitalidad, optimismo y el cumplimiento de los objetivos en la vida. Él mismo es una bendición y una fuente de inspiración para su familia y sus socios. Su carácter alegre procede de tener un cuerpo lleno de vitalidad y libre de toxinas, cosa que se ha hecho posible gracias a la acción eficaz, regular y limpiadora de un intestino querido y bien cuidado. Todo aquel que desee las cosas más elevadas en la vida debe ser consciente del adecuado control y tratamiento del intestino, en qué consiste, cómo funciona y qué es necesario. Al hacerlo descubrirás muchos secretos de la vida, desarrollarás una actitud positiva para contigo mismo y te convertirás en el maestro del funcionamiento del organismo.

Creo que la autointoxicación es, actualmente, una fuente de la desgracia y la degeneración que presenciamos en nuestra sociedad y cultura hoy día. A través de ella llega multitud de suciedad, con su séquito de desequilibrio, desasosiego, alteraciones, malestar y enfermedades. La autointoxicación se convierte en un poderoso dueño del cuerpo, robándole a su habitante un pensamiento claro, el discernimiento, el buen juicio, la vitalidad, la salud, la felicidad y a sus seres queridos. Sus recompensas son la desilusión, la amargura, la decepción, el caos económico y el fracaso.

Superar los efectos de la autointoxicación puede ser una tarea larga y difícil. Es mejor evitarla desde el principio que tener que batallar con sus consecuencias más adelante en la vida. Creo en educar, y no en medicar.

El asunto del control y el tratamiento del intestino es amplio. Se han escrito muchos libros sobre la materia. Se han proyectado muchos puntos de vista, y hay una cierta confusión sobre qué es lo que constituye exactamente una higiene intestinal adecuada.

En este libro te proporciono la mejor información disponible en la actualidad y la sabiduría acumulada gracias a una vida entera dedicada a las terapias naturales en relación a los cuidados del intestino.

He viajado a los rincones más remotos del mundo en busca de los secretos para la buena salud y una larga vida, y quiero compartir con vosotros mis descubrimientos, de modo que todos aquellos que quieran podrán participar en los cuidados de estas semillas y cosechar los beneficios de una vida más elevada.

Éste es un libro de experiencias que debería hacer que una persona se dé cuenta de que el mayor poder de curación procede del interior dirigiéndose hacia el exterior. Nos encontramos con que la curación llega de acuerdo con una ley que he seguido en mi trabajo en sanatorios durante años, y se tata de la *ley de la curación de Hering*. Ésta especifica que «toda curación empieza desde el interior hacia el exterior, y desde la cabeza en sentido descendente, y en orden inverso al de la aparición de los síntomas».

Este libro tiene en cuenta una de las primeras cosas de las que debemos ocuparnos en nuestro programa de mantenimiento del organismo. No hay nadie que haya tenido una casa o un terreno del que cuidar en el que no se tuviera que tener presente la eliminación de los desechos.

Hace años se vio que muchas de las enfermedades del ser humano proceden de una falta de instalaciones sanitarias. La gente permitía que la orina y el material tóxico del intestino circularan, sin más, por las calles. Esta situación atraía muchas de las enfermedades tan prevalentes en el mundo en el pasado.

Las instalaciones sanitarias han aparecido en formas variadas. El alcantarillado subterráneo se lleva los desechos potencialmente nocivos. El envasado de los alimentos ha hecho que conserven su salubridad. El hervir, el chamuscar y el quemar han eliminado los efectos de las bacterias, que podían ser transmitidos al organismo. Sin embargo, nos encontramos con que para ocuparnos adecuadamente de los desechos debemos, en primer lugar, cuidar estas cosas. Debemos dejar de tirar basuras indiscriminadamente. Debemos dejar de tener condiciones insalubres y evitar que sus efectos fluyan a través de nuestro cuerpo.

En nuestro organismo disponemos de un departamento de saneamiento. Tenemos una fosa séptica, una cloaca, por así decirlo, y debemos mantenerla limpia. Debemos hacer que esté equilibrada desde el punto de vista bacteriológico, de modo que no entremos en el desequilibrio propio de las enfermedades.

Este libro proporciona información valiosa sobre los cuidados del cuerpo desde el punto de vista de la defecación en particular. Mi trabajo ha consistido en asegurarme de que, tras la primera consulta por parte de un paciente, todos los canales de evacuación se dejen en buen estado de funcionamiento. Intentar ocuparse de cualquier síntoma en el organismo sin un buen sistema de evacuación es inútil.

Para explicar este trabajo, os expondré simplemente, un poco de la anatomía y la fisiología del aparato digestivo y de los sistemas de evacuación, y algunas de las cosas de las que probablemente muchos no sois conscientes debido a que generalmente no se habla de ellas. La persona media no quiere hablar sobre el intestino y no está lo suficientemente informada sobre esta importante función en la vida como para evitar las consecuencias de la ignorancia en lo tocante al control y el tratamiento del intestino; pero ha llegado el momento de salir al escenario y hablar sobre esta parte del organismo, que tantos cuidados necesita en esta época.

Cuando consumimos alimentos que no son integrales, cuando no son crudos o no contienen suficiente fibra, estamos atrayendo los problemas. Cuando no disponemos de la lubricación ni de la humedad de la que tanto carecen los alimentos disponibles en la actualidad, esto afecta al intestino de forma muy adversa.

Sabemos que nuestra abuela siempre cuidaba el intestino. Ella usaba, a modo de remedio antiguo, azufre y melaza. También empleaba enemas para despejar un bloqueo intestinal. En el pasado la gente estaba más familiarizada con los problemas intestinales y con su tratamiento. En la actualidad nos hemos alejado de estas cosas y mucha gente está padeciendo enfermedades y males innecesarios debido a ello.

Este libro nos aporta la idea de que con estos conocimientos una persona puede aprender qué es necesario para un control y tratamiento del intestino adecuados, y mostrarnos los resultados que pueden obtenerse simplemente cuidando del intestino adecuadamente. Ningún médico debería carecer de estos conocimientos y ningún doctor debería practicar ningún sistema de curación sin tener en cuenta los cuidados de los cinco canales de eliminación (la piel, la linfa, los riñones, los pulmones y, en especial, cuidar del intestino).

Con este fin, te aporto los mejores y más importantes conocimientos disponibles relativos a la recuperación del buen funcionamiento del intestino sin cirugía ni fármacos.

HÁBITOS DE VIDA CORRECTOS

Si viviéramos de forma correcta, no habría necesidad de que nos preocupáramos por el intestino. Sin embargo, muchos de nosotros no estamos viviendo adecuadamente. No consumimos los alimentos que nos convienen, no hacemos bastante ejercicio, ni obtenemos suficiente aire fresco ni luz del sol. Hay tantas cosas que no estamos haciendo bien que no podemos esperar que el intestino funcione correctamente. ¿Cuáles son las estadísticas sobre las enfermedades en la actualidad y qué están haciendo los médicos al respecto? Prácticamente toda su atención se dirige al tratamiento de problemas y padecimientos físicos que son producto de unos malos hábitos de vida.

Los malos hábitos de vida suelen adquirirse en esta civilización moderna. Cuando digo civilización moderna me refiero al progreso, y a todos nos gusta pensar que somos personas progresistas; pero es obvio que hay muchas cosas hacia las que hemos progresado que no son demasiado buenas para nuestra salud, y esto es algo que debemos corregir. Los médicos no están enseñando a la gente a vivir adecuadamente, y deben empezar a hacerlo. Creo que cada facultativo debería pasar la mitad de su vida enseñando a sus pacientes a cómo vivir correctamente.

¿Qué hacen los ministerios de salud de nuestros gobiernos? Están atentos a las enfermedades. En realidad son «ministerios de la enfermedad». Cuando aparece una epidemia intentan ocuparse de ella. Damos dinero a organizaciones e instituciones, pero ¿intentan averiguar cómo prevenir las enfermedades? He sabido que a una organización se le ha dado una sustanciosa subvención para estudiar la dieta y la nutrición y sus efectos sobre el cáncer. Por lo tanto, va a empezar a averiguar cómo afecta el alcohol al cáncer. Creo que es razonable preguntar por qué no están llevando a cabo investigaciones para averiguar cómo ayudar a *prevenir* el cáncer. Por supuesto, van a encontrarse con que el alcohol tiene un efecto pernicioso. Ésa es una conclusión previsible, pero aun así no van a decirnos cómo prevenir el cáncer, cómo evitar adquirirlo o incluso cómo provocar su remisión. Por lo tanto, creo que debemos dar un giro. Tenemos que tomar una nueva dirección en lo referente a la forma en que tenemos en cuenta la enfermedad.

UN GRAMO DE EDUCACIÓN EQUIVALE A UN KILO DE TRATAMIENTO

Necesitamos saber cómo volvernos personas saludables y cómo mantenernos con una buena salud. Hay distintos tipos de personas y tenemos que llegar a todas ellas, a su propio nivel de comprensión. Algunas personas pagarán lo que haga falta para recobrar la salud tras enfermar. Nos encontramos, en lo tocante a la salud, con que no podemos pagar por ella: tenemos que ganárnosla y trabajar por ella. Así pues, los tratamientos normales de los que disponemos hoy día dejan al paciente vacío de conocimientos, sin un cambio en su consciencia. A no ser que elevemos nuestra actitud mental y nuestra consciencia, no estaremos tomando un mejor camino hacia la buena salud.

Demasiada gente con un estilo de vida de café y dónuts van a ver al médico, obtienen un tratamiento y luego vuelven a ese hábito de cafeína y azúcar. Volverán: puedes estar seguro de ello. A nadie ingresado en un hospital se le debería dar nunca el alta hasta que recibiera todo un día de instrucción sobre cómo gestionar su cocina en casa, cómo alimentar a su familia y como evitar la reaparición del problema que los llevó hasta allí. De otro modo, pronto estarán de vuelta en el hospital. Puede que creas que soy un poco duro con esto, pero todos los médicos dicen que una operación conduce a otra. ¿Sabes por qué? Porque no se hizo nada por ocuparse de la causa original que dio lugar a la primera operación.

INTERVENGAMOS SOBRE EL PROBLEMA EN LUGAR DE SOBRE EL CUERPO

Les pregunto a mis pacientes a qué operaciones les han sometido y, casi invariablemente, en el caso de todos ellos la respuesta es una amigdalectomía. El cirujano extirpa un órgano glandular del sistema linfático, y éste es uno de los órganos que elimina los catarros, las flemas y los ácidos de los mocos. Es la única parte el sistema linfático que funciona para eliminar, hacia el exterior, todo lo que el organismo no puede usar. La siguiente operación es la de apéndice, que también está formado por tejido linfoide. ¿Qué es lo que está pasando aquí? No mantenemos nuestro cuerpo limpio y no sabemos cómo mantenerlo limpio. La limpieza y la regeneración pueden iniciarse de muchas formas, pero no podemos poner vino nuevo en odres viejos. No podemos introducir alimentos limpios en un cuerpo sucio y esperar buenos resultados. No conseguiríamos más que resultados parciales, incluso insignificantes. Tenemos que hacerlo mejor que eso.

Nos han educado para que creamos que si el intestino no está funcionando correctamente podemos recurrir a los laxantes. Creo que se venden más laxantes en Estados Unidos que cualquier otro fármaco, quizás con la excepción de la aspirina. Los productos sin receta se venden muy bien, al igual que pasa con los tranquilizantes, pero podemos encontrar laxantes en casi cualquier hogar. Alguien en cada familia parece estar siempre estreñido, alguien en cada familia parece padecer problemas intestinales. Cuando los niños se ponían enfermos, ¿qué es lo que recomendaba la abuela? Un enema, por supuesto. El abuelo y la abuela usaban azufre y melaza, y disponían de muchas otras formas de cuidar del intestino. Pero nos encontramos con que los laxantes no son la solución a los problemas intestinales. Tenemos que profundizar más.

Debemos darnos cuenta de que el intestino tiene la estructura nerviosa más pobre de todos los órganos del cuerpo. Al disponer de una inervación más deficiente, el intestino no puede señalarnos sus problemas. Si sufrimos un pinchazo en el dedo, lo alejamos inmediatamente de la fuente del dolor que provoca el malestar, pero en el intestino no hay señales dolorosas de malestar debido a sus reacciones nerviosas y su cantidad de inervación tan mediocres. Si hay un problema en el intestino y lo sentimos, entonces estamos ante una situación peliaguda. Debemos reconocer que la persona media no se preocupa por su intestino hasta el último momento. Esto me vino a la mente especialmente con la muerte del popular actor John Wayne. Nos encontramos con que primero le practicaron una operación en el pulmón. Tres meses después le intervinieron del estómago. Otros tres meses más tarde fue sometido a una operación quirúrgica en el intestino. Tendemos a dejar el intestino en último lugar.

EXPERIENCIAS DE FORMACIÓN

Frecuentemente, los padres pasan por alto educar a sus hijos en lo concerniente a la defecación y la regularidad. Crecí sin que me controlaran. Si estaba ocupado jugando dejaba que las ganas de defecar pasaran. Si no me venían hoy ya esperaría a mañana. Tuve una paciente de Brasil que evacuaba cada dieciocho días, y su anterior médico le había dicho que era normal. Había sufrido trastornos menstruales y cefaleas constantes durante años, y también tenía dolores en los hombros. Yo sabía que no tenía que hacer nada con respecto a estos síntomas. En lugar de ello me ocupé de su intestino. ¿Sabes? Cuando empezó a hacer sus necesidades una vez al día, sus dolores de hombros desaparecieron y sus cefaleas se esfumaron. Al cabo de tres meses ya no padecía sus viejos problemas menstruales.

En una ocasión estudié métodos de curación holísticos y mediante la dieta con el doctor Glenn J. Sipes en una universidad de San Francisco. En una ocasión recibió una llamada telefónica en la que le pedían que fuera a ver a alguien a Walnut Creek (California), que está justo al otro lado de Oakland. Como se trataba de una emergencia aceptó ir y me pidió que le acompañara. Al llegar, nos encontramos con un hombre joven de veintiséis años rojo como una remolacha y cuya piel exudaba líquido. Sufría dolores intensos por todo el cuerpo y tenía una fiebre muy alta. El doctor Sipes dio unos golpecitos con los dedos en la zona intestinal del paciente y le preguntó cuándo había defecado por última vez. El joven dijo que no lo recordaba. El doctor Sipes se volvió a la madre del paciente y le pidió que preparara un enema, ya que el joven necesitaba uno sin demora. Ella pregunto que qué era un enema. ¡Helo ahí! ¡Ahí teníamos a una madre que ni siquiera sabía lo que era un enema! En esa casa no había nada con lo que administrar un enema, pero el doctor Sipes era un hombre de recursos. Salió fuera, bajó al arroyo y cortó un trozo de junco de unos 60-75 centímetros de largo. Hizo que la madre llenara un hervidor de agua templada. Limpió el albedo con alambre de empacar, tomó parte del agua tibia y la insufló en el recto del paciente, haciendo que éste evacuase. Se repitió este procedimiento durante más de una hora. En una hora y media la fiebre del hombre había descendido hasta que su temperatura fue normal. Su piel ya no estaba roja y ya no sentía más dolor en el cuerpo. Los efectos de ese enema me dejaron una profunda impresión. Ésta no es más que una experiencia que he vivido, y podría explicar cientos más.

Las abuelas usaban enemas para cuidar del intestino por la misma razón que las gentes de las culturas antiguas usaban hierbas. No tenían razón científica alguna para usar hierbas, pero la experiencia mostraba que funcionaban. Usaban infusiones para los riñones porque funcionaban. En México usan infusión de malvavisco o falso hibisco, y en el Cáucaso utilizan infusión de manzanilla. A lo largo de los años, los usos concretos de las hierbas se han catalogado, más o menos, por lo que sabemos qué efectos tienen sobre órganos concretos del cuerpo. Los enemas también funcionan. Sin embargo, no creo que nuestro trabajo en este campo se haya completado.

Una de las primeras cosas que suelen decir los médicos es que no puedes reabsorber material tóxico del intestino, y yo también solía creer eso. Me gradué en la universidad con esas ideas, pero en el ejercicio de la práctica me encontré con que cuando cuidamos del problema del intestino desde el punto de vista del enema, queda una cierta cantidad de agua retenida en el intestino, e inmediatamente después hay un exceso de agua pasando y eliminándose a través de los riñones. La persona en cuestión orina mucho. Me empecé a preguntar: ¿era posible que el agua fuera del intestino a los riñones sin llevarse consigo parte de los materiales de desecho? Hace años solíamos hacer análisis de orina a la gente, y el indicán era una de las cosas que siempre analizábamos. El indicán ponía de manifiesto el material tóxico absorbido en ciertas partes del organismo, generalmente en el intestino, y se eliminaba a través de los riñones. Hoy día no se comprueba el indicán en los análisis de orina. De hecho, el intestino no se considera lo suficientemente importante como para cuidar de él. He visto libros en las universidades que afirman que una defecación cada cinco días puede considerarse como algo normal. Sin embargo, en el mundo actual normal no significa necesariamente saludable.

DETOXIFICACIÓN
La senda hacia una mejor salud

La detoxificación suele pasarse por alto, se ignora o se subestima en las artes de la curación, a pesar del hecho de que todos los profesionales de la salud son conscientes de que un cuerpo enfermo es un cuerpo tóxico. Los ácidos tóxicos son productos normales del catabolismo celular, y también captamos cantidades variables de materiales tóxicos del aire que respiramos, del alimento que ingerimos y de otras fuentes ambientales. Cuando podemos eliminarlos del organismo no hay problema ninguno, pero cuando las toxinas se asimilan o se crean en el cuerpo más rápidamente de lo que pueden ser eliminadas, o cuando uno o más de los sistemas de eliminación muestran un descenso de su actividad, podemos esperar encontrarnos con problemas. Estoy convencido de que las acumulaciones de toxinas en el organismo generan las condiciones previas para que se desarrollen enfermedades.

DESARROLLANDO UN COLON TÓXICO

Creo que cuando el intestino tiene una actividad inferior a la normal es más probable que los residuos tóxicos se absorban a través de la pared intestinal y vayan hacia el torrente sanguíneo, desde el cual se depositan en los tejidos. Si cualquier sistema de eliminación muestra hipoactividad, se retienen más desechos en el organismo. A medida que las toxinas se acumulan en los tejidos, tienen lugar grados crecientes de destrucción celular. La digestión se vuelve mediocre y el material parcialmente digerido se suma al problema porque el organismo no puede elaborar unos buenos tejidos a partir de nutrientes medio digeridos. La función adecuada se ve ralentizada en todos los tejidos del cuerpo en los que se han asentado las toxinas. Cuando cualquiera ha alcanzado la fase de la enfermedad degenerativa, se trata de un signo de que los asentamientos tóxicos han asumido el mando en el organismo. Éste es el momento en el que tenemos que tener en cuenta la detoxificación: la limpieza y regeneración de los tejidos corporales.

Nuestro organismo puede verse sobrepasado por las acumulaciones de toxinas como consecuencia de la fatiga, una mala circulación o una dieta inadecuada. Cuando detoxificamos el cuerpo, también debemos cuidar de esas cosas, de modo que no estemos, simplemente, perdiendo el tiempo. Quiero enfatizar que un organismo hipoactivo cargado de residuos tóxicos carece de la capacidad de eliminar esas toxinas. A medida que un cuerpo se vuelve cada vez más tóxico, no puede darse la oxidación adecuada en los tejidos. Sin oxigenación, carecemos de energía, y el cuerpo cansado sigue una espiral descendente. No puede eliminar toxinas. La gente enferma siempre es gente cansada.

TRABAJAR EN POS DE UN INTESTINO SANO

Puede que debido al papel fundamental del intestino entre los órganos excretores, algunos profesionales de la salud del pasado se tornaran «conscientes de él». Hemos descubierto que es mucho mejor ser «consciente de todo el organismo» y empezar con una detoxificación tisular completa.

Un intestino sano necesita suficiente agua, un buen tono nervioso, un buen tono muscular, una circulación adecuada y los nutrientes bioquímicos correctos en las proporciones apropiadas. No obstante, todo esto no es suficiente para favorecer la salud de un intestino sucio y cargado de toxinas. La limpieza debe venir en primer lugar, y luego podrá darse la reconstrucción tisular. Ésta no es una tarea fácil y no creo que nadie pueda hacer un buen trabajo en menos de un año. Esta estimación se basa en el tiempo que ha llevado ver líneas de curación apareciendo en áreas oscuras que denotan problemas intestinales crónicos visibles en los iris después de que un paciente se haya sometido a un programa de limpieza y rejuvenecimiento.

Nuestro cuerpo expulsa una cierta cantidad de materiales tóxicos cada día. Los análisis médicos de laboratorio se han desarrollado para ver si los niveles de toxinas en la sangre, la orina, las heces o el moco son normales. Además, disponemos de análisis de piel, cabello y saliva para saber qué toxinas están siendo eliminadas. Mediante estas pruebas podemos reconocer los desequilibrios químicos.

LA IMPORTANCIA DE UNA EVACUACIÓN CORRECTA

De todos los procesos necesarios para tener una buena salud, nos encontramos con que una defecación adecuada es, ciertamente, uno de los más importantes, y cuando tenemos en cuenta los sistemas del organismo, es evidente que es necesario un buen control y tratamiento del intestino. Debo admitir que no fui consciente de la importancia de unos buenos cuidados del intestino hasta que los años de experiencia en la ciencia de la iridología me demostraron, sin ningún género de dudas, que el estado del tejido intestinal es, frecuentemente, la clave del buen estado de salud o la enfermedad en una persona.

Estoy convencido y creo, sinceramente, que nuestros problemas empiezan más en el intestino que en ningún otro lugar del organismo. El cuerpo depende de un intestino limpio. La limpieza de cualquier tejido, esto es, el riñón, el estómago o el cerebro, depende de lo que se encuentra en el intestino.

ORGÁNICO FRENTE A FUNCIONAL

Hay dos trastornos que afectan la gente de los que siempre me ocupo de inmediato. Es difícil separar estos trastornos y, pese a ello, representan dos formas de tratamiento.

La gente se enfrenta a desórdenes físicos y mentales, y yo voy a la raíz de su problema averiguando qué es en lo que creen, qué es lo que se encuentra en el fondo de sus problemas.

Si te crees una mentira, entonces vives una mentira. Si crees en la felicidad y sabes cómo manejarte para conseguir la felicidad, entonces hay muchas posibilidades de que seas feliz. Sin embargo, la persona que se ve a sí misma enferma, angustiada, triste, atrapada o incapaz de recobrar la salud debe ser reeducada. Ha creado su propio mundo y ha quedado atrapada en él. Muchos son víctima de los diagnósticos porcentuales («Tus probabilidades de sanar son del 30 por 100»), y tenemos que borrar eso de su mente.

Tenemos problemas orgánicos y trastornos funcionales. Cuando nos ocupamos de un problema orgánico tenemos que cambiar el tejido, debemos modificar la estructura celular dañada, crear un nuevo equilibrio químico, promover una mejor circulación; tenemos que eliminar las obstrucciones, la presión y otros efectos propios de la fuerza de gravedad. Estas cosas son estrictamente físicas, y nos encontramos con que la mente por sí sola no puede superarlas muy bien. Creo que la mente tiene un efecto enorme sobre el cuerpo físico, pero que debemos suministrar a cada problema su propio tipo de alimento. En el campo orgánico o físico usamos la dieta, ejercicio correctivo y la limpieza y regeneración de los tejidos.

Alimentamos la mente o la vertiente funcional de nuestro ser con educación, enseñando a la gente a librarse de sus problemas, a modificar su actitud y consciencia. Deben aprender a seguir la senda más elevada en los pensamientos, las palabras y los actos.

He cambiado la estructura celular de la gente muchas veces, enseñándoles, de hecho, los resultados con análisis de sangre, pero siguen aferrándose a sus viejas actitudes. Quieren sanar, pero no creen que puedan. Este estado de confusión se transfiere a cada célula del organismo. Ésta es la razón por la cual pregunto a la gente sobre su actitud mental. Tenemos que saber dónde estamos antes de saber a dónde ir.

CAPÍTULO 2

BREVE EXPOSICIÓN SOBRE LA ANATOMÍA
Y LA FISIOLOGÍA DEL INTESTINO

Este capítulo está pensado para familiarizar mejor al lector con el tema que nos ocupa. El control y el tratamiento adecuados del intestino no requieren que seamos expertos en él.

Sin embargo, es útil comprender los aspectos básicos de la anatomía y la fisiología del intestino para entender plenamente el mensaje que tengo que compartir contigo en relación al buen control y tratamiento del intestino.

El intestino responde de forma perfecta a las leyes del vivir correctamente, tal y como se bosqueja en este libro. Debemos ser conscientes de estas leyes y perseverar para seguirlas. Las recompensas en forma de buena salud y ausencia de enfermedad valen el esfuerzo.

EL INTESTINO DELGADO

Cuando el alimento ha pasado por el estómago después de hacerlo por la boca y el esófago, entra en el tubo largo y enrollado llamado intestino delgado. Aquí es donde se da la absorción hacia el torrente sanguíneo de alrededor del 90 por 100 de todos los componentes del alimento. Para cuando llega al intestino delgado, el alimento procedente de la boca ha quedado reducido, por la acción de la masticación y los jugos digestivos, a un líquido llamado «quimo».

La digestión de los carbohidratos empieza en la boca con la saliva. Se da una mayor digestión en el estómago. Las proteínas se descomponen en cadenas cortas de aminoácidos (los ingredientes esenciales que constituyen las proteínas) en el estómago, mientras que en el intestino delgado su tamaño se reduce todavía más hasta que las moléculas pueden absorberse adecuadamente.

Cuando el quimo ha sido mezclado y descompuesto concienzudamente por el estómago, la válvula muscular del esfínter pilórico se abre y permite que el alimento pase a la primera parte del intestino delgado, llamada duodeno. Aquí en el duodeno, que es la primera de las tres porciones del intestino delgado, el quimo vuelve a mezclarse meticulosamente mediante la contracción de las paredes musculares.

Los músculos longitudinales y circulares de las paredes intestinales son capaces de llevar a cabo tres tipos distintos de movimientos, y cada uno de ellos tiene una finalidad distinta. El tubo que constituye el intestino delgado está dividido por los músculos circulares. Éstos se contraen, segmentando el alimento a medida que pasa. Se dan más contracciones de los músculos entre estos segmentos, creándose segmentos de menor tamaño, y entonces el primer grupo de músculos se relaja. Esta acción da como resultado un movimiento de chapoteo llamado *segmentación rítmica*, y sucede entre doce y dieciséis veces por minuto. Como resultado de estos movimientos, el quimo se mezcla concienzudamente con los jugos digestivos. Una onda de contracción conocida con el nombre de *peristalsis* fluye desde el duodeno hasta el *yeyuno*, que es la porción intermedia del intestino delgado, siguiendo todo el camino hasta llegar al *íleon* (que es la tercera y última porción), recorriéndolo también. La peristalsis es el movimiento provocado por la coordinación rítmica de los músculos, e impulsa al quimo a lo largo del intestino delgado. La actividad muscular normal del intestino no suele percibirse, aunque las bacterias productoras de toxinas pueden provocar espasmos violentos y dolorosos. La diarrea y los vómitos son reacciones frente a irritaciones del estómago y el intestino.

LOS JUGOS DIGESTIVOS

El quimo que pasa al duodeno desde el estómago es muy ácido. Contiene una cierta concentración de ácido clorhídrico y enzimas, que es necesario que descompongan las moléculas de mayor tamaño, de modo que la absorción sea más eficaz. Las secreciones del intestino delgado contienen bicarbonato, una sustancia alcalina que provoca una neutralización del ácido gástrico. Unas células especiales de la pared intestinal secretan estas sustancias, que se mezclan con los jugos procedentes de la vesícula biliar (la bilis) y los jugos pancreáticos, que discurren por el conducto pancreático hasta llegar al duodeno. Las sales biliares, producidas en el hígado y almacenadas en la vesícula biliar, actúan, una vez en el intestino, como un detergente para emulsionar los ácidos grasos y los glicéridos, haciendo que las partículas muy pequeñas se absorban a través de las paredes del intestino. Mediante las secreciones hormonales, el intestino delgado es capaz de controlar los procesos digestivos.

CÓMO SE DESARROLLA LA ABSORCIÓN

El intestino delgado tiene una estructura que permite que la absorción de los nutrientes sea óptima. Dispone de una extensa superficie interior proporcionada por los pliegues, en forma de acordeón, de la pared intestinal. La pared está recubierta por unas estructuras en forma de dedo llamadas *vellosidades*. Se proyectan hacia el interior del tubo desde todas las direcciones. El intestino delgado de un adulto normal tiene una superficie de unos dieciocho o diecinueve metros cuadrados. Las pequeñas partículas moleculares del alimento descompuesto pueden entrar al interior de las células que recubren las vellosidades y son absorbidas por los diminutos capilares sanguíneos, llegan a la vena porta hepática y son transportadas al hígado, donde se reduce su tamaño todavía más. Desde el hígado, las sustancias alimenticias digeridas son transportadas hasta otras células del organismo para respaldar las actividades celulares dadoras de vida.

Los productos alimenticios grasos no penetran en el torrente sanguíneo como lo hacen otros alimentos. Son absorbidos desde el intestino a través de conductos en las vellosidades llamados *vasos quilíferos*. Los vasos quilíferos están conectados al sistema linfático, por medio del cual estas moléculas grasas acaban llegando al conducto torácico. El conducto torácico drena en la vena cava, en la zona del cuello. Este proceso permite que las grasas entren en el torrente sanguíneo, desde donde atraviesan el hígado para su reestructuración metabólica.

En el íleon, en el intestino delgado, se encuentran los nódulos de tejido linfoide llamados placas de Peyer. Estos tejidos linfoides contienen fagocitos o linfocitos, que tienen una función protectora mediante el ataque a y la destrucción de bacterias perniciosas que logran llegar al interior del intestino.

El intestino delgado tiene una longitud media de 6,6 a 7,2 metros y tiene un diámetro de entre 3,1 y 3,8 centímetros a lo largo de todo su recorrido. El íleon termina en la base del intestino grueso, en la parte inferior derecha del abdomen.

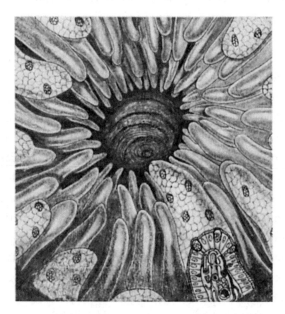

Las vellosidades son estructuras con forma de dedo que recubren la pared del intestino delgado.

EL INTESTINO GRUESO O COLON

Al cabo de entre unas ocho y diez horas de haber comido, el alimento ha pasado a lo largo del intestino delgado y ha sido prácticamente digerido. Pasa entonces al intestino grueso para sufrir los procesos digestivos finales y su eliminación.

El colon se divide en las siguientes partes: el ciego, el colon ascendente, el colon transverso, el colon descendente, el colon sigmoide y el recto. En conjunto mide aproximadamente un metro y medio y su diámetro es de unos 6,3 centímetros.

El ciego es un saco sin salida cuyo extremo abierto se une al colon ascendente mientras éste se dirige hacia arriba, hacia la primera curva, llamada flexura hepática. En el ciego se encentra la válvula ileocecal, un músculo en forma de esfínter que controla el flujo de alimento digerido que pasa del intestino delgado al grueso.

Situado en el extremo del ciego tenemos un saco en forma de lombriz, que es el llamado apéndice. Tiene unos 7,5 centímetros de largo y suele ser fuente de inflamaciones, lo que da lugar a un trastorno que recibe el nombre de apendicitis.

El colon, al contrario que el intestino delgado, tiene un recubrimiento o membrana mucosa que es lisa y carece de vellosidades. Rodeando a esta película mucosa hay una capa muscular formada por músculos interiores circulares y músculos exteriores longitudinales, tal y como los que se encuentran en el intestino delgado. El colon está moldeado en forma de cavidades bulbosas llamadas *haustras*. Estas haustras están formadas por músculos que se contraen, recogiendo el colon y haciendo que adopte una forma arrugada, y también permiten una expansión considerable.

El colon acaba en el recto y el ano, que es la abertura exterior. El ano se mantiene cerrado gracias al músculo llamado esfínter anal.

La membrana mucosa que hay en el interior del recto está estriada en forma de segmentos longitudinales, lo que le confiere un aspecto acanalado. Generalmente, la inervación del colon es escasa y, por lo tanto, los impulsos sensoriales son muy débiles. Como resultado de ello, la actividad muscular del colon no se siente, en gran medida. Encontramos una excepción en el recto, donde la inervación es mayor y, por tanto, sentimos el dolor relacionado con las hemorroides u otras alteraciones rectales.

CÓMO FUNCIONA EL INTESTINO GRUESO

El quimo pasa al ciego, procedente del intestino delgado, a través de la válvula ileocecal. En esta fase, el quimo consiste en sustancias alimenticias no digeridas o indigeribles; secreciones del hígado, el páncreas y el intestino delgado, y agua. En el ciego se absorbe la mayor parte del agua, haciendo así que el quimo adquiera una consistencia semisólida que ahora recibe el nombre de heces.

Para proporcionar lubricación para el tránsito de las heces, numerosas células recubren las paredes del intestino y secretan una sustancia mucosa.

Como resultado del batido por parte de las haustras, un constante efecto de chapoteo finaliza el proceso digestivo del quimo. Debido a la peristalsis en masa, las heces son empujadas hacia el recto y el ano, donde acaban por ser expulsadas del cuerpo. Este movimiento es provocado por la presencia de alimento en el estómago. Esta actividad vacía el ciego y hace que esté listo para recibir nuevo quimo procedente del intestino delgado.

ACCIÓN BACTERIANA EN EL INTESTINO

Cuando el intestino está sano, hay muy poca acción bacteriana en el intestino delgado. Por contra, el intestino grueso está repleto de miles de millones de estos organismos microscópicos.

La acción bacteriana en el intestino grueso desempeña un papel importante en la nutrición y la digestión. Estas bacterias beneficiosas sintetizan nutrientes valiosos mediante la digestión de porciones de la masa fecal. Entre otras, se producen vitamina K y vitaminas del complejo B. Este aspecto de la digestión no se comprenden su totalidad y está siendo sometido a más estudios. Cualquier proteína restante es metabolizada por las bacterias, dando lugar a sustancias más sencillas. Los subproductos de la actividad bacteriana son numerosos, como por ejemplo el indol, el escatol, el ácido sulfhídrico, ácidos grasos, gas metano y dióxido de carbono. Algunas de estas sustancias son muy tóxicas y malolientes, y de ahí el olor que acompaña las heces.

El color marrón de las heces es resultado de los pigmentos biliares procedentes del hígado. Cuando las heces no son marrones sino que tienen un aspecto como el de la tiza, hay un problema con la secreción biliar y la capacidad digestiva.

Cuando las heces llegan al recto, están formadas por alrededor de un 70 por 100 de agua. Un 30 por 100 de su peso está formado por bacterias, y el resto corresponde a residuos de alimento, celulosa, materiales indigeribles y células muertas eliminadas por el organismo.

El tiempo que le lleva al quimo convertirse en heces en el ciego y viajar hasta llegar al recto depende de la cantidad de fibra en el alimento y de su contenido en agua. Unas heces más voluminosas circulan más rápidamente, ya que proporcionan sustancia para que la musculatura intestinal trabaje. Por otro lado, al colon le resulta difícil hacer avanzar unas heces blandas y sin fibra. Cuanto más tiepo les lleve, más agua se absorberá, haciendo que las heces queden compactadas y duras, de modo que se vuelve difícil eliminarlas.

Pasar por alto la necesidad de evacuar, además de consumir alimentos pobres en fibra, dará lugar a estreñimiento. Los laxantes tomados como ayuda para hacer de vientre actúan para incrementar la cantidad de líquido retenido en las heces o actúan como lubricante para permitir una deposición fácil. Frecuentemente, los laxantes se formulan de modo que son un irritante o un veneno y estimulan a las paredes intestinales, de modo que se contraigan de forma anormal para así expulsar las sustancias irritantes. Es muy fácil volverse dependiente de estos fármacos y, de este modo, anular permanentemente el funcionamiento intestinal normal.

La expulsión de heces líquidas, o diarrea, puede venir provocada por el uso excesivo de laxantes, el estrés nervioso, las infecciones o la presencia de sustancias tóxicas en el intestino.

El control y el tratamiento adecuados del intestino potencian el flujo y el ritmo naturales de los órganos digestivos, proporcionando así un funcionamiento regular, indoloro y eficaz, como el descrito en este capítulo.

LA FORMA DEL COLON

Un colon sano y con un funcionamiento normal tiene la forma que podemos apreciar en la ilustración mostrada unos párrafos más adelante. El ciego está ubicado en la parte inferior derecha del abdomen. Desde aquí, el intestino sube hacia el colon ascendente, hasta que alcanza el primer giro hacia la izquierda. Este punto de giro recibe el nombre de flexura hepática debido a su cercanía al hígado. Desde ahí, el intestino avanza cruzando el abdomen por debajo del estómago hasta alcanzar el segundo giro, llamado flexura esplénica. Esta sección del intestino, que es el colon transverso, es el único órgano del cuerpo que discurre de derecha a izquierda.

En un intestino normal, el colon transverso sigue un camino ligeramente ascendente hasta llegar a la flexura esplénica.

Desde la flexura esplénica, el intestino se dirige hacia abajo en forma del colon descendente hasta alcanzar el colo sigmoide, justo por encima del recto. Aquí, en el colon sigmoide, se encuentra el lugar de retención de las heces que esperan a ser evacuadas. El recto viene después del colon sigmoide y traza una curva en forma de «S» hasta llegar al ano, donde encontramos el músculo llamado esfínter anal.

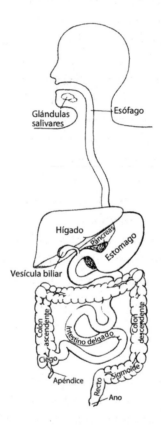

Tracto digestivo normal.

Capítulo 3

AUTOINTOXICACIÓN

En el capítulo anterior he hablado del funcionamiento anatómico y fisiológico de un intestino ideal. Lamentablemente, hay muchos obstáculos de los que debemos ser conscientes que interfieren con este ideal.

La autointoxicación es el resultado de un funcionamiento intestinal defectuoso que da lugar a unas consecuencias indeseables en el cuerpo y que son la raíz de muchas de las enfermedades y trastornos actuales.

Si podemos hacer la analogía de que el intestino grueso, o el colon, son el sistema de eliminación de los residuos o el sistema de alcantarillado del cuerpo, podremos empezar a entender este proceso de forma más clara.

Imagina cuál sería el resultado del fallo en la bomba del sistema de alcantarillado de una ciudad o qué sucedería si todas las cañerías se bloquearan por culpa de algún material inamovible, de modo que el sistema no lograra eliminar los desechos. No llevaría mucho tiempo que se desarrollara una crisis y un grave problema sanitario amenazara la salud y a la sociedad.

De las alcantarillas abiertas de la antigüedad surgieron plagas y enfermedades devastadoras que destruyeron, literalmente, ciudades y poblaciones enteras. Cuando la cloaca rebosa nos encontramos ante el potencial para un problema sanitario inmediato. ¡Llama al fontanero!

Además del escenario mencionado, existe la posibilidad de que el correcto funcionamiento de la eliminación de los desechos y del proceso de tratamiento se paren debido a un apagón. La fábrica funciona bien, pero la energía que alimenta toda la maquinaria no llega o sólo está disponible parcialmente. Podemos asemejar esto a lo que sucede en nuestro organismo cuando el alimento es nutricionalmente deficiente y no consigue proporcionarnos energía.

Todos los trastornos anteriormente mencionados los estamos experimentando en nuestro intestino hoy día. ¿Por qué? La explicación completa llenaría volúmenes y más volúmenes. Podemos condensar las causas principales en aras de la brevedad, y aun así captaremos el mensaje.

Básicamente, la civilización actual, especialmente la de las naciones industrializadas, es la afectada por las mayores alteraciones intestinales. Nos encontramos con que las poblaciones indígenas que viven cerca del campo y la naturaleza no experimentan estos problemas y que enfermedades como la diverticulitis y la colitis les son prácticamente desconocidas.

Así pues, ¿qué es lo que provoca estos trastornos intestinales en nuestra cultura? Es difícil señalar con el dedo un único aspecto concreto, ya que todos ellos contribuyen en grados variables. Los individuos padecen un cierto aspecto de forma más intensa que otro debido a factores ambientales y los hábitos de vida personales.

En general, el principal factor contribuyente es el alejarnos del estilo de vida sencillo y natural, en el que se encuentran las condiciones previas para una vida sana y feliz. Nos encontramos con que cuanto más nos alejamos de los procesos naturales y cuanto más dependemos de los procesos antinaturales y artificiales, nuestras enfermedades y trastornos aumentan de frecuencia e intensidad.

En concreto, nos encontramos con que el asunto de los alimentos ha contribuido en gran medida a los desórdenes en el organismo de las personas hoy día. La forma en la que cultivamos, cosechamos y comercializamos nuestro alimento se encuentra en la base de muchas alteraciones en nuestra población.

Los factores económicos han prevalecido totalmente sobre el resto de los aspectos en la comercialización y la distribución de los alimentos. Sencillamente, no podemos obtener alimentos llenos de vitalidad, nutritivos y dadores de vida cuando los tratamos como lo hacemos en la actualidad. Lamentablemente, nuestros alimentos han sido hibridados para potenciar unos altos rendimientos, adaptarse a unas ciertas condiciones climatológicas y adecuarse a las necesidades para su recolección y procesado, y poseen unas características ventajosas en lo tocante a la mercadotecnia y a su vida comercial. La calidad de los nutrientes, la frescura, el sabor y la vitalidad, ya que se van a convertir en parte del organismo humano, son totalmente pasados por alto. Los alimentos procesados, cocinados, secados, asados, quemados, con sustancias químicas añadidas, transformados y conservados no reaccionan bien en el cuerpo humano. De hecho, provocan cosas bastante desagradables, como podremos ver más adelante en este libro.

Cualquiera que esté al corriente de los problemas de salud actuales estará familiarizado con el argumento contra el actual sistema de producción de alimentos. Por lo tanto, pasemos al resto de los aspectos responsables de los problemas intestinales actuales.

Como resultado de las pobres condiciones de nuestros alimentos, el cuerpo no puede obtener una nutrición adecuada. Los alimentos cultivados en suelos pobres no contienen todas las vitaminas, minerales y enzimas necesarios para tener una buena salud. Nuestras gentes crecen con escaseces en su equilibrio nutricional. Estas escaseces provocan aberraciones en la química corporal que se traducen en forma de enfermedades, trastornos y desórdenes mentales.

Además, los alimentos procesados y desvitalizados carecen, notoriamente, de fibra. Tienden a ser secos, pringosos, pegajosos y pastosos. No se les da bien avanzar a lo largo del intestino. Tienen tendencia a adherirse a las tripas como si fueran pegamento y son difíciles de eliminar. Una dieta constante con este tipo de alimentos nos conduce hacia el camino para padecer todos los problemas que vamos a analizar en este libro. Lamentablemente, este proceso se inicia temprano en la vida.

Otros factores que deberíamos tener en cuenta en la autointoxicación son el estrés y las tensiones a los que están sometidos los miembros de esta sociedad actual. Cuando el cuerpo se encuentra bajo estrés y tensiones, como es tan frecuente hoy día, necesita una cantidad extra de nutrición para enfrentarse a las mayores necesidades provocadas por este estrés. Tristemente, el alimento consumido es tan deficiente que el organismo siempre se encuentra en un estado de «intentar ponerse al día». Como nunca obtiene lo que necesita, se instala un círculo vicioso en el que empieza a darse la inanición en tejidos vitales. La situación genera estrés en sí misma y reduce la vitalidad.

Los síntomas como la falta de energía, el cansancio, la irritabilidad, el nerviosismo, la intolerancia, el espíritu pendenciero, la fatiga, la falta de resistencia y una frecuencia creciente de enfermedades son, todos ellos, producto de las cosas que he estado comentando.

Ahora combinemos estos trastornos y veamos qué sucede. En primer lugar, los conductos del sistema de alcantarillado están empezando a taponarse debido a todo el pegamento en las tuberías. Esto provoca que todos los sistemas se vean sobrepasados. El material de desecho permanece en el interior del organismo más tiempo que antaño. No ha habido una reducción de la necesidad de eliminar esos materiales y, por lo tanto, la maquinaria no ha gozado de un descanso, sino que en lugar de ello debe trabajar incluso más duro para evacuar la misma cantidad de sustancias. Nos encontramos con que es necesaria más electricidad para realizar este trabajo extra, y todo el equipamiento está ahora trabajando con un mayor ritmo de desgaste y necesitará un mantenimiento adicional para hacer que siga funcionando. La posibilidad de que el equipamiento sufra una avería ha aumentado debido a la sobrecarga.

Ahora imagina una caída de tensión o, peor todavía, un corte total en el suministro eléctrico. Todos los sistemas se detendrían en seco llenos de una sustancia pegajosa.

Cuando el intestino queda recubierto de una capa de materia fecal no evacuada debido a unos malos hábitos alimentarios, la absorción de nutrientes vitales se ralentiza. Esto equivale a una caída de tensión. El circuito de energía queda cortocircuitado y a ello le sigue una espiral descendente en lo tocante a la integridad de los tejidos.

Además, las acumulaciones de materia en la pared intestinal se convierten en un terreno abonado para bacterias perniciosas que empiezan a multiplicarse en este material pútrido y en descomposición, y ya tenemos el escenario listo para unas consecuencias graves.

La gruesa capa mucosa del colon se engrosa y se convierte en terreno propicio para la putrefacción. Los capilares que irrigan el colon empiezan a absorber las toxinas, venenos y detritus nocivos a medida que se filtran a través de la pared intestinal. Todos los tejidos y los órganos del cuerpo están ahora enfrentándose a sustancias tóxicas. Aquí tenemos el inicio de una verdadera autointoxicación a nivel fisiológico.

Llegados a esta fase, apenas hay o ya no hay bacterias beneficiosas en el intestino. El colon se ha visto completamente infestado por bacterias y virus perniciosos productores de toxinas. El sistema de alcantarillado rebosa y se ha desconectado el suministro eléctrico. ¡Llamen al médico!

Es un hecho indiscutible que no sólo la enfermedad y la vejez, sino incluso la muerte, se deben a la acumulación de productos de desecho de la propia química corporal y, por otro lado, a la incapacidad del organismo de reponer sus estructuras celulares y rellenar sus órganos con nutrientes frescos y llenos de vida. Por lo tanto, podemos conseguir una buena inmunidad y vernos libres de las enfermedades, y podemos aplazar la ancianidad y la muerte siempre que los productos de desecho del cuerpo se mantengan bajo mínimos y suministremos los mejores materiales frescos y llenos de vida para el crecimiento y la reparación del organismo.

La limpieza y la regeneración del colon son de tremenda importancia para la salud general. Cuando el colon queda contaminado con productos de desecho estancados y su tejido queda dañado por abrasiones y úlceras infecciosas, los productos de una mala digestión, un metabolismo reducido y una fermentación putrefacta, los productos de desecho encuentran una forma fácil de penetrar en la sangre, la linfa y otros fluidos corporales.

Aparte de los problemas mórbidos ya mencionados, debemos tener en cuenta la prevalencia normal y creciente de enfermedades del colon, la flexura sigmoide, el recto y el ano; la diverticulitis, la colitis, las hemorroides, las fístulas, las fisuras y los tumores malignos. Estas enfermedades son tan graves y se están volviendo tan prevalentes que han dado lugar a la aparición de todo un ejército de cirujanos rectales, irrigadores del colon, etc.

LA EXPERIENCIA DE LA TERAPIA DEL COLON

Los beneficios de la terapia del colon me fueron dados a conocer por el doctor George E. Crowle, de Los Ángeles (California). Él cree que el colon es el órgano más importante del cuerpo humano. Las condiciones higiénicas y de buena actividad del colon predisponen al organismo a tener una buena salud.

Hace años fui a Nueva York y emprendí un trabajo especial con un especialista en el colon que había escrito un libro que mostraba que había introducido el tubo para el enema de colon (profundo) completamente en el colon descendente, pasando luego por el colon transverso y descendiendo por el colon ascendente, logrando que tocara el apéndice. Vi esto en radiografías y sentí que me gustaría estudiar al lado de este hombre algunos de los trabajos que estaba haciendo con el colon.

Me permitió desarrollar la mayor parte de los tratamientos que realizaba con el colon en su consulta a lo largo de un mes, y me di cuenta de que la gente que consumía cierto tipo de alimentos siempre tenía un cierto tipo de evacuación. Los que tenían alimentos naturales con fibra en el intestino siempre tenían unas heces bien formadas que parecían circular bastante bien. Sin embargo, había muy poca gente que estuviera bien o sana que acudiera a estas terapias consistentes en enemas de colon profundos. Esta gente vivía a base de alimentos «civilizados». Una de las cosas que más vimos fue que aquellas personas que consumían mucho pan eran las tenían el colon en peor estado. Eran aquellos que, al hacerles radiografías, tenían más divertículos. Llegamos a la conclusión de que cualquiera que tomara pan o cualquiera de los productos elaborados con harina refinada deben consumir, junto con ellos, fibra como la que se encuentra en las verduras. Hemos seguido este programa hasta la fecha porque vimos muchos grandes cambios en la eliminación de materiales tóxicos con la terapia consistente en enemas de colon profundos cuando la gente incluía rellenos consistentes en verduras (y en gran cantidad) en sus bocadillos.

Hoy día creo que nadie debería consumir bocadillos ni ingerir carbohidratos refinados de ningún tipo a no ser que coman abundante fibra para hacer que avancen por el sistema digestivo. Creo que, en muchos casos, si consumiéramos, desde un buen principio, cereales integrales y otros alimentos también integrales, no desarrollaríamos tantos de estos problemas de colon. Por supuesto, no podemos explicarle esto a la persona media, sino que tiene que averiguarlo por las malas.

No puede haber un tejido normal y sano allá donde haya divertículos. Hemos llegado a la conclusión de que todos los productos de panadería elaborados con harinas refinadas deberían mantenerse alejados del organismo, lo que significa todo el pan, los pasteles, las tartas y las tortas. Enseñamos a la gente a usar los cuatro cereales tan menospreciados en la dieta: el mijo, la cebada, la polenta (harina gruesa de maíz) y el arroz. Deben ser integrales y naturales, tal y como Dios nos los dio, de modo que podamos obtener suficiente fibra para mantener nuestro intestino en buen estado.

La diverticulosis ha aumentado enormemente, y creo que es uno de los mayores problemas a los que se enfrenta el especialista del aparato gastrointestinal en la actualidad.

El siguiente recorte de 1981 pertenece al periódico *Daily News Service:*

RIESGO DE CÁNCER PARA LAS MUJERES

Un nuevo estudio llevado a cabo por los investigadores médicos de la Universidad de San Francisco ha reavivado una idea propia del cambio de siglo que dice que las sustancias tóxicas producidas en el intestino pueden tener efectos perniciosos para la salud. Los hallazgos del estudio también respaldan los indicios de una relación entre una dieta rica en grasas y pobre en fibra y un mayor riesgo de desarrollar cáncer de mama. El estudio, que incluía a 1.481 mujeres no lactantes, mostraba que aquellas que padecían un estreñimiento severo tendían a tener células anormales en el líquido extraído de su pecho. Estas células se han encontrado en mujeres con cáncer de mama y, según señalaron los investigadores, pueden indicar que las mujeres se enfrentan a un mayor riesgo de padecer cáncer. Las anomalías celulares se dieron cinco veces más frecuentemente en aquellas mujeres que defecaban menos de tres veces por semana que en aquéllas que lo hacían más de una vez diaria. El estreñimiento crónico suele ser resultado de una dieta rica en proteínas, grasas y carbohidratos refinados (azúcares y harina refinada) pero pobre en alimentos fibrosos como los cereales integrales, las frutas y las verduras.

En los últimos años hemos atendido muchos casos crónicos, hemos sido testigos de la remisión mediante medios naturales y mi éxito en estos casos se ha dado a través de la limpieza y la regeneración del intestino. No nos ocupamos de casos de cáncer ni tratamos ni asesoramos a pacientes afectados por el cáncer. Sin embargo, sí aconsejamos a estas personas someterse a los cuidados proporcionados un médico. Los doctores cuentan con los medios para ocuparse de estos casos extremos, y hay muchos que ahora están fijándose en el punto de vista holístico para los cuidados del colon.

Capítulo 4

ESTREÑIMIENTO

Éste es un tema del que todo el mundo habla, suele experimentarlo y con el que se gasta una buena cantidad de dinero para intentar superarlo o evitarlo. El último año, las ventas de laxantes fueron, siendo conservadores, de 350 millones de dólares estadounidenses. ¡Eso es mucho estreñimiento! ¿Qué está pasando aquí?

Más de 70 millones de estadounidenses sufren problemas intestinales. La segunda causa de muerte en Estados Unidos es el cáncer. De ellos, cien mil pierden la vida cada año debido al cáncer de colon. Aquí tenemos una cita de la Sociedad Estadounidense del Cáncer: «Las pruebas en los últimos años sugieren que la mayor parte del cáncer intestinal es provocada por agentes ambientales. Algunos científicos creen que la causa es una dieta rica en carne de vacuno o pobre en fibra».

Los problemas del colon, como la colitis, la ileítis y la diverticulitis, afectan, siendo conservadores, a 2 millones de personas. La profesión médica informa de que «a pesar de las décadas de investigación en estas enfermedades, su causa y su curación se sigue desconociendo en gran medida».

La colostomía es una operación quirúrgica por la cual el intestino se separa del colon debido al colapso funcional de este órgano. La persona que ha sufrido una colostomía se enfrenta entonces a la eliminación de las heces, durante toda su vida, a través de una bolsa unida a una abertura situada a un lado del cuerpo. Cada año hay unas cien mil personas que se someten a este procedimiento quirúrgico tan radical.

No hace falta decir que los problemas intestinales como la autointoxicación y el estreñimiento suponen una preocupación creciente para casi todos. De estos dos trastornos que, de hecho, son síntomas de otro problema, surge una plétora de males cuyas consecuencias son desastrosas.

El estreñimiento consiste en la obstrucción del intestino grueso. Se da de varias formas. Una de ellas es por el crecimiento natural de la membrana mucosa irritada y de la pared intestinal hasta llegar a un grado en que las heces apenas pueden avanzar. Una autopsia reveló que un colon tenía un diámetro de 17,5 centímetros, pero que su luz apenas era más grande que el grosor de un lápiz. El resto era una capa tras otra de materia fecal acumulada y apelmazada. Esta acumulación puede tener la consistencia de la goma de un neumático de camión. Es así de dura y negra. Otra autopsia mostró que un colon paralizado pesaba unos increíbles dieciocho kilos. Imagínate llevando de un lado a otro todo ese mórbido material de desecho acumulado.

Cuando el intestino está así de sucio, puede alojar a toda una variedad de bacterias y parásitos muy dañinos. Es interesante apuntar que las lombrices intestinales superan al cáncer como enemigo más mortífero del hombre a nivel mundial. Se estima que 200 millones de personas están infestadas por estos parásitos intestinales.

El tamaño de estos gusanos o parásitos oscila entre el de los seres unicelulares microscópicos hasta el de las tenias de seis metros de longitud. Estos parásitos matan, cada año, a más personas que el cáncer. En la actualidad, una de cada cuatro personas del mundo está infestada por ascárides (gusanos redondos). Estados Unidos no es inmune a estos parásitos, ya que el número de casos ha aumentado en los últimos años.

La necesidad del saneamiento y la limpieza y regeneración del intestino ha sido, tristemente, descuidada desde hace algún tiempo. Las defecaciones cada dos o tres días se consideran normales y aceptables. Nosotros, los que pertenecemos a las profesiones de curación holística y natural, sabemos hacerlo mejor. Nuestras experiencias demuestran, más allá de la duda, que un mal estado del intestino es la fuente de muchísimos trastornos en el organismo. Recientemente, los investigadores médicos de países africanos han tenido a su disposición una oportunidad de primera mano para verificar estas opiniones.

Tanto científicos británicos como sudafricanos insisten vehementemente en que lo que normalmente se llama «regularidad» puede ser un asunto de vida o muerte. Un número insuficiente de defecaciones y demasiada poca fibra y un volumen reducido de las heces puede explicar frecuentemente la existencia de alteraciones de la vesícula biliar, problemas cardíacos, varices, apendicitis, la coagulación de la sangre en venas profundas, la hernia de hiato, la diverticulosis, la artritis y el cáncer de colon. Este giro completo en la orientación médica procede de cirujanos y bioquímicos de primera.

En menos de un siglo, se ha dado un aumento increíble de ciertas enfermedades que estos investigadores han intentado explicar comparando a los africanos que viven en condiciones tribales y a la gente que vive en las condiciones propias de los países occidentales.

Sus investigaciones indican que el incremento en las tasas de enfermedad entre los occidentales han sido provocadas por cambios que se dan en la composición de los alimentos que llegan al intestino grueso. Antaño, el alimento ingerido era más tosco, tenía un mayor volumen y contenía más fibra indigestible. En la actualidad, el procesado de los alimentos los hace blandos, esponjosos y carentes de fibra y de volumen.

Estos investigadores afirman que esta situación está teniendo un efecto pernicioso sobre la salud de los estadounidenses y los británicos. En Inglaterra, África y la India se llevaron a cabo experimentos para comparar los hábitos alimentarios, los alimentos y los productos de desecho del intestino. Estos estudios indicaron que la gente que vivía en condiciones primitivas con dietas ricas en fibra indigestible evacuaban entre dos veces y media y cuatro veces y media más heces que los habitantes de los países occidentales, y se vio que los primeros estaban relativamente libres de la mayoría de las enfermedades estudiadas.

Esos estudios concluyeron que la diverticulosis parece estar directamente relacionada con una dieta rica en carbohidratos, como una que contenga harina y azúcar blancos (refinados).

También se afirma que la retención prolongada de las heces es una fuente de trastornos cardíacos, ya que la eliminación de la fibra de la dieta eleva los niveles de colesterol en la sangre y predispone al organismo a las enfermedades coronarias. Se lanza la acusación de que la eliminación de la fibra de la dieta es también responsable de tumores y de cáncer debido a los cambios bioquímicos relacionados con una mala evacuación intestinal.

Aquellos que han estudiado la situación suelen referirse al estreñimiento como «la plaga moderna». Realmente, se trata del mayor peligro actual para la salud. La toxemia intestinal y la autointoxicacion resultante son el resultado directo del estreñimiento intestinal.

El estreñimiento contribuye a la reducción de la resistencia del organismo, predisponiéndolo a padecer muchas enfermedades agudas y a la generación de muchísimos trastornos degenerativos y crónicos. Lisia y mata a más gente en Estados Unidos que casi cualquier otro problema mórbido que tenga que ver con una función vital deficiente. Se ha atribuido prácticamente cualquier trastorno humano a la incapacidad del colon de cumplir con su función normal, regular y eficiente.

¿Qué es lo que altera una función intestinal adecuada? Esto implica un factor fundamental en la vida: una nutrición anormal. La nutrición es de la máxima importancia para el bienestar general del organismo.

A no ser que la persona se eduque a sí misma en el arte de la vida consciente, adquiera unos hábitos alimentarios racionales y esté a la altura de éstos de forma constante, no podemos sino esperar que el resultado no sea nada más que catástrofes físicas y mentales.

El estreñimiento intestinal provoca estreñimiento celular. Además, incrementa la carga de trabajo de los otros órganos excretores: los riñones, la piel, el hígado, los pulmones y la linfa.

El funcionamiento de estos órganos queda agotado y con un trabajo excesivo. El metablismo celular se vuelve lento y torpe; la reparación y el crecimiento se ven retrasados, y la capacidad para eliminar los materiales de desecho se ve reducida. Las células, en lugar de estar vivas y activas, se mueren y se vuelven inactivas. Este proceso da como resultado un declive de la capacidad funcional de los tejidos y los órganos.

El doctor Alexis Carrell, del Instituto Rockefeller de Investigaciones Médicas, tomó pequeños fragmentos de tejido cardíaco de un embrión de pollo para realizar uno de los experimentos más extraordinarios en la historia de la medicina. Intentó demostrar que bajo unas condiciones adecuadas, la célula viva podía vivir mucho tiempo, quizás indefinidamente.

El tejido cardíaco se sumergió en una solución de nutrientes de la que obtenía su alimento. Del mismo modo, los materiales de desecho se excretaban en esta misma solución. Cada día se cambiaba la solución, eliminando así las sustancias de desecho y proporcionando nutrientes frescos. Es sorprendente informar de que este tejido cardíaco de pollo vivió así durante veintinueve años. Murió un día en que el ayudante olvidó cambiar el líquido contaminado debido a los metabolitos. En otras palabras, la autointoxicación se llevó a esta gran obra maestra de la investigación científica experimental.

Carrell dijo de esta experiencia: «La célula es inmortal. Es, simplemente, el fluido en el que flota el que degenera. Renueva este fluido a intervalos, dale a la célula algo de lo que alimentarse y, por lo que sabemos, el pulso de la vida podría prolongarse por siempre».

Las causas principales del estreñimiento pueden resumirse de la siguiente forma: una nutrición deficiente, ignorar la necesidad de evacuar, la falta de actividad física, la angustia emocional y mental, los venenos y los medicamentos extrínsecos y la falta de cantidades suficientes de agua.

La nutrición deficiente, tal y como ya hemos visto, es uno de los principales factores subyacentes del estreñimiento. Los alimentos procesados y desvitalizados y pobres en fibra o volumen no son sustancias adecuadas para potenciar la salud y el bienestar. Ignorar la necesidad de eliminar las heces o la orina contribuye enormemente a la congestión celular, a la autointoxicación y al sufrimiento de los órganos excretores.

La falta de ejercicio físico hace que el tono muscular débil y flácido sea incapaz de soportar las exigencias de unas dietas pobres y el trabajo extra de eliminación. El estrés emocional y mental da lugar a condiciones desfavorables en el aparato digestivo y los órganos excretores, provocando que se vuelvan tensos e hipoactivos. Todo esto también provoca que se den desequilibrios químicos y secreciones anormales, lo que generalmente altera a todo el organismo.

Los venenos extrínsecos, como el tabaco, el café, el alcohol, el chocolate y el azúcar, tienen un efecto desfavorable sobre la digestión y la eliminación mediante la alteración de las secreciones gástricas y las respuestas nerviosas.

Los medicamentos tienen un efecto terrible sobre estas funciones dadoras de vida y provocan alteraciones en el intestino. Los antibióticos como la penicilina y las sulfamidas pueden eliminar la flora intestinal favorable por completo, dando una oportunidad a la reinfestación por parte de bacterias y virus perniciosos. Los laxantes son irritantes para el intestino y resultan peligrosos si se usan frecuentemente.

La mayoría de la gente no bebe suficiente agua: está crónicamente deshidratada. Esto provoca que todos los tejidos y fluidos del organismo se vuelvan más densos y viscosos. La capa mucosa del colon cambia de consistencia y no logra proporcionar una buena lubricación para el movimiento de las heces.

Unos malos hábitos de vida contribuyen mucho a una función intestinal pobre. No seguir un buen programa niega al organismo regularidad y constancia. Nunca sabe qué va a venir a continuación y no puede contar con una rutina regular. Siempre está a la defensiva. La situación da como resultado un vaciamiento de fuerza nerviosa vital y mina la capacidad del cuerpo para establecer períodos de descanso y actividad.

Hoy día hay más de cuarenta y cinco mil remedios laxantes y catárticos elaborados y usados únicamente por los estadounidenses. Incluso cuando se usen con moderación y en caso de emergencia, estas sustancias deberían utilizarse con mucho cuidado, si es que se usan. El mecanismo de evacuación es muy delicado y es fácil alterarlo. Una vez perturbado, frecuentemente harán falta semanas, y quizás meses, antes de que vuelva a ser regular.

Estas sustancias, para poder hacer que el colon se vacíe, son, en esencia, venenos e irritantes. No contribuyen en nada a restaurar los procesos de defecación normales o naturales. El colon intoxicado intenta eliminar la sustancia irritante lo antes posible y empuja todo hacia el exterior, incluidas las heces compactadas.

Frecuentemente, estas sustancias venenosas potentes son absorbidas a través de la linfa y los vasos sanguíneos y llegan a todas las partes del organismo. Esta situación contribuye a la adicción y al uso excesivo de estas sustancias. La dependencia a los compuestos laxantes logrará, con el tiempo, destruir la capacidad normal del organismo para evacuar de forma natural por sí mismo.

Los laxantes agotan a la musculatura intestinal, ya que hacen que trabaje constantemente. Sin descanso, pronto fallará y provocará alguno de los trastornos de los que hablaré en el próximo capítulo.

La única estimulación que debería recibir el cuerpo debería ser a través del ejercicio. Siempre que estimulamos artificialmente el intestino, hay un efecto opuesto que se manifiesta en forma de una falta de tono en el músculo, lo que provoca una debilidad en esa estructura muscular.

Cada vez está más claro que los problemas intestinales tienen un efecto reflejo sobre órganos concretos el organismo. Por ejemplo, sir Arbuthnot Lane, que era cirujano del rey de Inglaterra, pasó muchos años especializándose en los problemas intestinales. Era un experto seccionando porciones del intestino y volviendo a suturarlas. Enseñó su trabajo a otros médicos y obtuvo una reputación internacional por su eficiencia. Durante los años de su trabajo, empezó a darse cuenta de un fenómeno peculiar. Durante el transcurso de la recuperación de una operación de colon, algunos de sus pacientes experimentaban notables curaciones de enfermedades que no tenían ninguna relación aparente con la operación quirúrgica. Por ejemplo, un muchacho joven que había padecido artritis durante muchos años, estaba postrado en una silla de ruedas en la época de la operación. Seis meses después, este chico se había recuperado completamente de la enfermedad. Otro caso implicaba a una mujer que padecía bocio. Cuando se le extirpó una sección concreta del intestino en una intervención quirúrgica, resultó que se dio una remisión completa del bocio al cabo de seis meses.

Estas experiencias y otras similares le impresionaron muchísimo porque vio la relación entre el intestino tóxico y el funcionamiento de distintos órganos en el organismo. Tras pensar mucho en esta relación, se interesó mucho por modificar el intestino a través de métodos relacionados con la dieta, y pasó los últimos veinticinco años de su vida enseñando a la gente cómo cuidar del intestino a través de la nutrición, y no de la cirugía.

Sir Lane decía: «Todas las enfermedades se deben a la falta de ciertos principios alimenticios, como las sales minerales o las vitaminas; o a la ausencia de las defensas normales del organismo, como la flora natural protectora. Cuando esto sucede, las bacterias tóxicas invaden el tracto alimentario inferior, y los venenos generados como consecuencia de ello contaminan el torrente sanguíneo y deterioran y destruyen gradualmente cada tejido, glándula y órgano del cuerpo».

Estoy completamente convencido de que lo que el doctor Lane descubrió mediante sus exploraciones quirúrgicas es, realmente, una descripción precisa sobre cómo funciona el intestino en relación con los otros órganos del cuerpo. Sabemos que cada órgano y tejido depende del bienestar saludable del resto de los órganos y tejidos para que así haya un bienestar total. Cuando un tejido u organismo falla, esto afecta a todo el cuerpo. Si el intestino no funciona correctamente, esta eficiencia se transmite al resto del organismo. Podríamos llamar a esto efecto dominó intestinal.

La frecuencia o la cantidad de la evacuación fecal no es un indicativo de la falta de estreñimiento en el intestino. Sé de casos de personas con tres y cuatro evacuaciones diarias, y pese a ello el intestino tenía una capa o costra bastante importante y sufría mucho estreñimiento. La mayoría de la gente desconoce el estado de su intestino. Lamentablemente, los que ignoran la actividad o el estado de su intestino son los que a veces desarrollan los peores casos de problemas intestinales.

Me encuentro con que el estreñimiento suele acompañar a aquellos intestinos con diverticulosis. Muy poca gente come de forma organizada, y debido a ello un día tienen diarrea, al siguiente sufren estreñimiento, y al siguiente sus heces son hediondas, etc. Cuando la regularidad está ausente en la dieta, hay un caos en el intestino. En la mayoría de los casos el mero cambio de la dieta y de los hábitos alimentarios aliviará muchos problemas intestinales sin necesidad de recurrir a la cirugía.

LO QUE ENTRA NO SIEMPRE SALE

Estoy convencido de que el intestino retiene las sustancias de desecho más tiempo del que cualquiera pueda ser consciente. Cuando vaciemos el intestino y eliminemos todo este material viejo y putrefacto, habrá una reducción de los gases, el dolor y la autointoxicación que se está produciendo. Creo que este material tóxico que se está pudriendo en el colon sigmoide es un buen lugar para que se inicien las enfermedades degenerativas.

Los almidones que no han sido digeridos adecuadamente por las secreciones pancreáticas no son absorbidos fácilmente por el organismo y convertidos en tejidos buenos. Esos almidones pueden, por tanto, acabar en colon y evitar que el cuerpo tenga el tono adecuado en esta parte del intestino debido a una falta de desarrollo químico adecuado. Además, los fármacos pueden asentarse en los tejidos, y es el colon el que capta una buena parte de ellos. Mediante la membrana mucosa, el colon se usa a modo de canal de eliminación. Cuando la membrana no funciona correctamente, estos depósitos de fármacos se acumulan en el intestino indefinidamente y pueden producir un efecto como el de una bomba de relojería, irritaciones, inflamaciones y ulceraciones.

Una vez más, el alimento es algo muy importante a tener en cuenta, ya que es lo que proporciona una reserva química y aporta la energía y la estructura química para tener un tejido bueno y sano.

El programa dietético que he desarrollado es, probablemente, una de las cosas más importantes que puedo ofrecerte. Ha demostrado su utilidad durante treinta años de experiencia médica y ha ayudado a mucha gente a recuperar la salud. Cuida del volumen, se ocupa de la fibra y se encarga de la membrana mucosa natural mediante unos recambios químicos adecuados. Este programa, sumado a una rutina de ejercicio, da lugar a muy buenos resultados para aquéllos afectados por alteraciones intestinales.

EL FUNCIONAMIENTO DEL INTESTINO

Debemos detenernos y pensar que cuando comemos hay movimientos peristálticos en el intestino que hacen avanzar al alimento hasta la última parte del aparato digestivo: el gran colon. Si tomamos tres comidas diarias y defecamos una vez cada cinco días, entonces llevamos quince comidas de retraso. Normalmente, al alimento le lleva dieciocho horas pasar a lo largo del organismo y ser eliminado. ¿Qué hace falta para hacer que avance en el tiempo adecuado? Un buen tono muscular da energía al sistema digestivo para desplazar los productos de desecho adecuadamente a lo largo del sistema. Si no tenemos un buen tono intestinal, debemos disponer de una medida que nos ayude a defecar, y una forma de hacerlo es usando laxantes; pero nos encontramos con que el 95 por 100 de los laxantes son irritantes para el intestino, y esto es lo que fuerza los movimiento peristálticos. Están provocados por la irritación. ¿No sería mejor disponer de un intestino que pudiera moverse y hacer avanzar su contenido porque tenemos la energía y el tono intestinal adecuados? ¿No estaría bien tener una pared intestinal que disponga de todo el potasio y las sustancias químicas correctas para funcionar con normalidad?

Nos encontramos con que aquí hay otros factores implicados, como la actividad hepática. Debemos disponer de suficiente bilis procedente de la vesícula biliar y el hígado para aportar al intestino su incentivo natural para dar lugar a movimientos intestinales. El intestino también depende de otros órganos. También tenemos a la glándula tiroides, que es importante para el metabolismo del cuerpo. La tiroides regula varias funciones del organismo y las mantiene dentro de la normalidad mediante la secreción de la hormona tiroxina en el organismo. Puede que las glándulas adrenales tengan una actividad inferior a la normal. Una persona puede sentirse tan cansada y fatigada que no quiera hacer ejercicio. Debes sentirte lleno de vitalidad para desplazarte y avanzar. Una glándula tiroides hipoactiva puede provocar una presión sanguínea baja, y la anemia puede hacer que no tengamos un nivel adecuado de actividad física. Si la sangre es anémica, los tejidos corporales serán anémicos y no podrán desempeñar su trabajo. Estamos cansados, «acabados», por así decirlo.

LIMPIANDO EL PASADO

Por encima de todo, ahora tenemos que corregir algunas de las cosas que han sucedido en el pasado. Pienso que tenemos que ocuparnos de las acumulaciones presentes en el intestino. El intestino está hipoactivo. No se le ha alimentado correctamente. Puede que el propio intestino sea el órgano más maltratado del cuerpo humano. La razón por la que digo esto es que si alguna vez te sometes a un programa de limpieza y regeneración, verás cosas que creerás imposibles. No puedes imaginar lo que puede salir del intestino. Tras un único tratamiento de limpieza y regeneración, he visto hasta algo más de once litros de material duro y tóxico salir de una persona. ¿Cómo es eso posible? Sé, por ejemplo, de una mujer que dijo que defecaba cinco veces al día, pero después de que falleciera se vio que sólo disponía de espacio, en algunas partes del intestino, para que pasara un lápiz. Su intestino tenía un diámetro de casi veintitrés centímetros. Vimos que tenía una acumulación extrema de material toxico duro encostrado en el revestimiento del intestino.

El estreñimiento es una amenaza grave para la salud y la vitalidad, tal y como he comentado. Las consecuencias de esta común pero sutil enfermedad se están volviendo cada vez más preponderantes en nuestra sociedad. Es una causa importante de muchos problemas en el organismo. También es un síntoma de un cuadro más amplio que muchos médicos todavía no han tenido en cuenta.

Las siguientes ilustraciones muestran cómo se desplaza el alimento por el tracto gastrointestinal a lo largo de un período de veinticuatro horas y lo que sucede cuando el intestino no elimina las heces cuando corresponde.

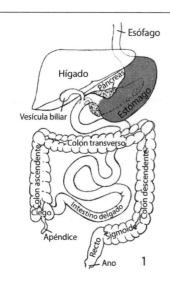

8:00 horas
A. Desayuno: inmediatamente
después de la ingesta.

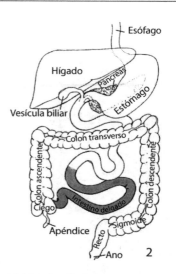

12:00 h (mediodía)
B. Desayuno: cuatro horas después
de la ingesta, el alimento ha llegado
al íleon y a la válvula ileocecal.
La digestión y la absorción se han
completado y el residuo no utilizado
está listo para pasar al colon.

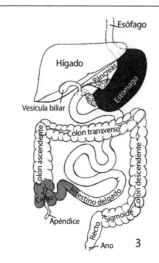

13:00 h
A. El residuo del desayuno pasa a través
de la válvula ileocecal y llega al colon.
B. El almuerzo está ahora en el estómago.

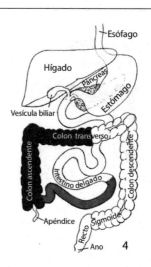

17:00 h
A. El residuo del intestino está en el
colon.
B. El residuo del almuerzo está listo
para pasar al colon.

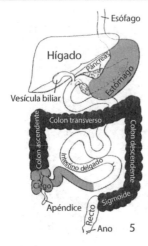

18:00 h
A. El residuo del desayuno está en el colon descendente.
B. El residuo del almuerzo pasa hacia el colon, mezclándose con el residuo del desayuno.
C. Cena reciente y en el estómago.

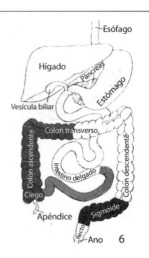

21:00 h
A. El residuo del desayuno está en el colon sigmoide, listo para ser evacuado.
B. El residuo del almuerzo está en el ciego y el colon ascendente y transverso.
C. El residuo de la cena está listo para pasar al colon.

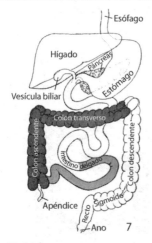

22:00 h
A. El residuo del desayuno se ha eliminado (defecación al irse a dormir).
B. El residuo del almuerzo está avanzando por el colon.
C. El residuo de la cena está esperando a pasar al colon.

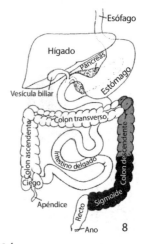

06:00 h
Mañana del segundo día.
El residuo de la cena que se encuentra en el colon pélvico está listo para ser evacuado.

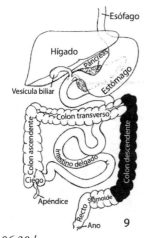

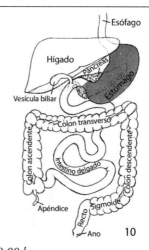

06:30 h
Segundo día.
A. Media hora después de despertarse.
Inmediatamente después de la
defecación.
B. El residuo de la cena de la noche
anterior permanece en el colon.

08:00 h
Segundo día.
A. El desayuno está en el estómago.
El intestino delgado y grueso se han
vaciado por completo, preparándose
para la nueva serie de comidas.

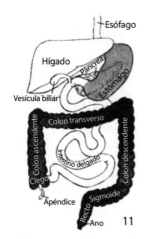

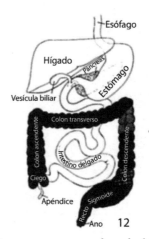

Diagrama que muestra el estado del
colon cuando sólo defecamos una
vez diaria: contiene el residuo de seis
comidas.

Diagrama que expone el estado del
colon con estreñimiento crónico:
muestra nueve o más comidas
retenidas.

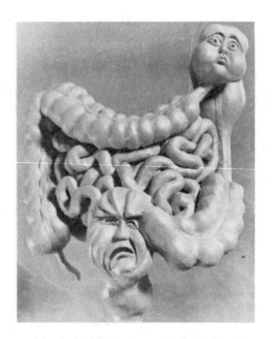

Artista desconocido.

Capítulo 5

TRASTORNOS DEL INTESTINO GRUESO

Los desórdenes estructurales, funcionales y metabólicos del colon se manifiestan de diversas formas. Mencionaremos algunas de las anomalías más comunes del colon para ilustrar los efectos de la autointoxicación y el estreñimiento. Se trata de las adherencias, la dilatación, la colitis, la diverticulitis, la disfunción de la mucosa, el intestino espástico, las estenosis y la ulceración.

Las **adherencias** en el colon son provocadas por inflamaciones e irritaciones en la pared intestinal. Cuando la membrana mucosa se descompone, el tejido queda expuesto, con heridas abiertas e irritado. Las superficies que están en carne viva empiezan a quedar pegadas las unas a las otras como resultado de la sustancia, de tipo pegamento, secretada por el tejido. Se trata de un problema grave y su corrección requiere de un tratamiento delicado.

La **dilatación** del colon se da como consecuencia de la presencia de heces retenidas. Debido a razones varias, las heces pueden acumularse y dilatar la pared intestinal hasta que el colon adquiere unas proporciones enormes. Esto suele darse en el colon sigmoide como resultado de un estrechamiento de la luz intestinal por debajo del lugar de la dilatación. Este estrechamiento puede ser provocado por adherencias, espasmos o trastornos del colon. Cuando sucede esto, el estreñimiento puede volverse muy grave y doloroso y tiene un efecto dañino sobre la estructura y la función del intestino.

La **colitis** es un trastorno en el que el colon se muestra irritable y que está muy relacionado con el estrés psicológico. Poca gente es realmente consciente de los beneficios de un estilo de vida tranquilo y pacífico. Frecuentemente no es consciente de la capacidad de la mente para sumirse en la capacidad de funcionamiento del organismo y alterar las actividades normales de los tejidos. El miedo, la ira, la depresión, el estrés, la tensión, las preocupaciones y las obsesiones pueden alterar procesos delicados en el organismo, y en especial los de la digestión y la defecación. A veces, lo que necesitamos es un buen laxante cerebral para librar a la mente de la autointoxicación y el estreñimiento emocional.

La **enfermedad diverticular** del colon se da en un porcentaje cada vez mayor. Es una alteración intestinal grave que da lugar a muchas dificultades y que debe evitarse. Cuando la dieta carece de volumen o fibra, el músculo del colon debe trabajar con denodado esfuerzo para hacer que las heces avancen a lo largo de este órgano. Allá donde hay una debilidad en el músculo se produce una hernia, lo que da lugar a una protuberancia en forma de pequeño saco o bolsa en el tejido. Parece como una burbuja en el lateral de un neumático por la que el aire intenta salir al exterior a través de un punto débil en la pared del neumático.

Estos sacos (o divertículos) son ciegos en uno de sus extremos. Por lo tanto, las heces se acumulan en su interior, y retienen sustancias mórbidas en las que pueden empezar a crecer diversos organismos muy perniciosos. Se convierten en fuentes de infección, inflamación y trastornos degenerativos. También son anfitriones para la producción de toxinas potentes, lo que se suma a un organismo que ya de por sí soporta una carga excesiva y se encuentra en un estado tóxico. He visto radiografías en el colon en las que había 142 de estas pequeñas bolsas en un intestino. Cuando estos divertículos se inflaman e irritan nos encontramos ante un caso de diverticulitis. Si cualquiera de estos sacos infestados revienta, entonces nos enfrentamos a una situación grave en la que la vida está en peligro debido a la liberación de estas sustancias muy tóxicas en la cavidad abdominal, donde la infección puede extenderse con bastante rapidez.

La **disfunción de la mucosa** se da cuando la membrana mucosa intestinal queda estancada y se torna putrefacta. Empieza a desarrollar muchos trastornos desfavorables. Ya no cumple la función de facilitar la evacuación de materia fecal. En lugar de ello degenera de varias formas. Puede desarrollar abscesos, en cuyo caso se darán irritaciones, abrasiones, ulceraciones y hemorragias. El tránsito del alimento puede resultar muy doloroso.

El moco puede deshidratarse y acumularse debido a una consistencia más viscosa. Esto provoca que se acumule capa tras capa hasta que se da un estreñimiento extremo. El material viejo se convierte en una fuente de infección y de absorción de sustancias tóxicas, reteniendo muchos productos que de otro modo se eliminarían. También inhibe enormemente la absorción de nutrientes y agua, lo que hace que la crisis nutricional se agrave.

Un **intestino espástico** suele relacionarse con la colitis. La idea que quiero subrayar es que cuando el músculo intestinal o cualquier otro músculo está sometido a un trabajo excesivo y no se le permite descansar, sufrirá un espasmo. Un espasmo muscular es un endurecimiento crónico de las fibras musculares debido a la hiperactividad de los impulsos nerviosos que controlan la acción de los músculos. Los síntomas frecuentemente se manifiestan en forma de estreñimiento alternando con diarrea. Las tensiones mentales y emocionales están muy arriba en la lista de factores contribuyentes, junto con la toxemia crónica o una dieta pobre.

La **estenosis** intestinal suele darse después de que una enfermedad inflamatoria como la colitis haya dañado el tejido. Es un estrechamiento crónico del conducto que frecuentemente da como resultado una acumulación de heces que son incapaces de pasar a través de la constricción. Las heces se acumulan frente al estrechamiento, provocando una dilatación, mientras que el segmento que se encuentra tras la estenosis se colapsa.

Los dibujos muestran las distintas formas anormales del intestino en comparación con un intestino sano.

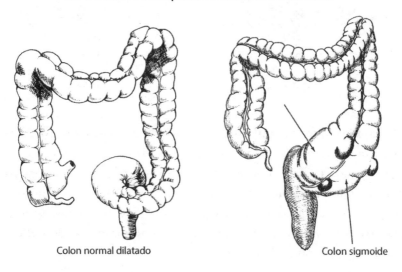

Colon normal dilatado   Colon sigmoide

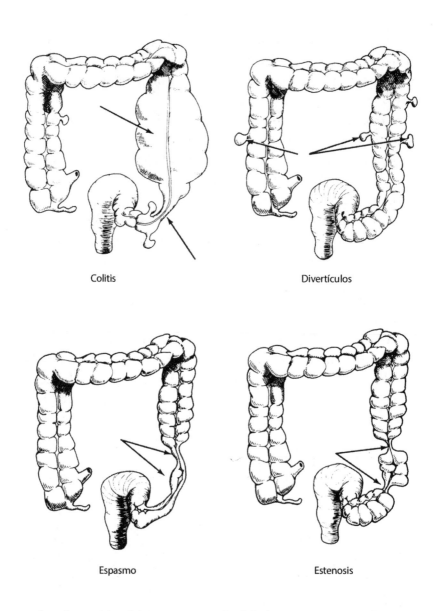

Colitis

Divertículos

Espasmo

Estenosis

La **ulceración** del intestino se da debido a irritaciones, abrasiones, infecciones y concentraciones de sustancias tóxicas que se asientan en el tejido muscular. Esto da como resultado llagas abiertas, hemorragias y mucho dolor, tal y como resulta frecuente en el caso de las hemorroides, etc. El colon sigmoide y el recto son los lugares en los que se dan la mayoría de estos problemas. Una vez más, la autointoxicación y el estreñimiento son la raíz del problema.

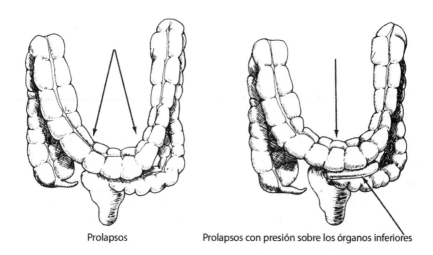

Prolapsos   Prolapsos con presión sobre los órganos inferiores

No debería haber ninguna duda sobre la relación entre la salud del tracto intestinal y la salud del resto del organismo. El control y el tratamiento del intestino probablemente sea la cosa más importante que pueda aprender una persona en una rutina para fortalecer la salud. Algunas de las funciones más importantes de la vida tienen lugar en el intestino. Mediante él se eliminan células muertas y se crean nuevas estructuras celulares.

En el Sanatorio Battle Creek oí al doctor John Harvey Kellogg decir que conocía muchos casos en los que se evitaron operaciones quirúrgicas mediante la limpieza y la revitalización del intestino. Sostenía que el 90 por 100 de las enfermedades de la civilización se deben a un funcionamiento inadecuado del colon. Sir Arbuthnot Lane (licenciado en medicina), de Londres, ha mostrado la relación entre la estasis intestinal y la enfermedad. No dejó dudas sobre lo graves que consideraba los efectos de la intoxicación intestinal cuando dijo: «El tamaño del extremo final del intestino hace que necesite ser evacuado cada seis horas, pero, por costumbre, retenemos su contenido veinticuatro horas. El resultado son úlceras y cáncer».

Aparte de estos exponentes, conocidos en todo el mundo, del saneamiento intestinal, otras autoridades han dado su reconocimiento a la creencia de que la limpieza y la regeneración del colon son necesarias para gozar de una buena salud. Se cree que trastornos como la apendicitis; la infección de las amígdalas, el hígado y la vesícula biliar; las disfunciones cardíacas y de los vasos sanguíneos; la sinusitis; la artritis y el reumatismo, etc., tienen, sin duda, su origen en un colon lento. También existe un número creciente de trastornos mórbidos en las distintas partes del colon que implican a las flexuras, el recto y el ano. Piensa en la cantidad de operaciones y terapias varias para las hemorroides, las fístulas, los problemas de próstata y los tumores malignos.

Mientras asistía al National College en Chicago, hace muchos años, se llevaron a cabo autopsias en trescientos cadáveres. Según el historial médico de estas personas, 285 habían afirmado que no padecían estreñimiento y que defecaban con normalidad, y sólo 15 habían admitido que sufrían de estreñimiento. Sin embargo, las autopsias mostraron justo lo contrario, y se vio que sólo 15 no habían padecido estreñimiento, mientras que 285 lo habían sufrido. Algunos de los historiales médicos de estos 285 individuos afirmaban que defecaban hasta cinco o seis veces diarias, aunque las autopsias mostraron que en algunos de ellos, el intestino tenía un diámetro de 30 centímetros. Las paredes intestinales estaban recubiertas de materia (en un caso cacahuetes) que se había alojado allí durante mucho tiempo. Así pues, vemos que el paciente medio que acude a la consulta de un médico no sabe si padece estreñimiento o no.

Algunos de mis pacientes creen que si defecan tres veces al día sufren diarrea, y que un par de evacuaciones por semana son algo normal. Un ejemplo de esto último es el de una paciente que me aseguraba que defecaba con normalidad, que iba de vientre con regularidad cada martes y viernes por la mañana. La mayoría de la gente no ha sido educada correctamente en su niñez sobre la importancia de una evacuación diaria correcta y a obedecer a las necesidades fisiológicas para vaciar el recto. Esta indiferencia ante la necesidad natural de defecar puede suponer el inicio del estreñimiento.

El doctor John Jarvey Kellogg, que nos aportó tanto de su filosofía y experiencia práctica, vivió noventa y un años. Como llevó a cabo más trabajo relacionado con la limpieza y regeneración intestinal que nadie en Estados Unidos, debería valer la pena escuchar sus consejos. En su opinión, deberíamos evacuar el residuo de cada comida entre quince y dieciocho horas después de su ingesta. Los bebés, los pueblos primitivos, las aves y los animales defecan poco después de cada comida.

Observemos, en las siguientes estadísticas publicadas por el Registro Médico General de Inglaterra, que ningún grupo ha contribuido más a la tasa de mortalidad debida a enfermedades intestinales que los médicos.

«Mortalidad comparativa debida a enfermedades del aparato digestivo».

Médicos, cirujanos	50
Hosteleros	45
Abogados, procuradores	44
Marineros	43
Clérigos, curas, sacerdotes	34
Carniceros	30
Conductores, transportistas	28
Agricultores	25
Jardineros	22
Guardavías, porteros	20
Trabajadores agrícolas	19
Media de todos los trabajadores	28

Tal y como se muestra en las anteriores estadísticas, la tasa de mortalidad de los médicos es treinta y un puntos porcentuales mayor que la de los trabajadores agrícolas y veintidós puntos porcentuales superior a la de la media de todos los trabajadores que fallecen debido a enfermedades del aparato digestivo.

¿Existe alguna forma de evitar estos problemas? Sí la hay. La detección precoz será de ayuda en muchos casos, pero el verdadero remedio se encuentra en el cambio de dieta y de la forma de vida.

Mientras tanto, sólo hay una forma de hacer esto, que consiste en asegurarse de que cada cual se haga una radiografía para ver si estos trastornos están realmente presentes. Creemos que prácticamente todos en el mundo civilizado padecen, en la actualidad, problemas intestinales, y que esto se debe, en parte, a la forma en que nos alimentamos. Generalmente no podemos percibir estas cosas, ya que la inervación del intestino es tan escasa que no sabemos que padecemos un problema grave hasta que sentimos dolor. Siempre que suframos de dolor en el intestino es que el trastorno es grave.

Siempre que haya gas y que no podamos ocuparnos de él mediante la rutina alimentaria ordinaria o mediante tratamientos normales, sabremos que se trata de algo realmente grave. Creo que mucho antes de que cualquiera de estos síntomas aparezca en el organismo hay condiciones previas en el intestino, y deberíamos ser capaces de ver cómo ocuparnos de estas cosas *antes* de que aparezcan los síntomas.

Si una persona va a comprobar la presencia de divertículos, posiblemente la mejor forma sea mediante una radiografía tras un enema con bario. Ésta es una de las mejores formas de hacerlo. Siempre deberían tomarse dos radiografías: una cuando el intestino esté lleno de bario tras la ingesta de este elemento y una tras su vaciado. Hace años quedé muy sorprendido cuando hice una radiografía del intestino. Pudimos ver que había un poco del bario ingerido en una pequeña bolsa o divertículo. Una semana después se le hizo otra radiografía al mismo paciente para un estudio de su vesícula biliar. Tras el examen del negativo, pudimos ver que la papilla de bario se había asentado en distintos divertículos localizados a lo largo del colon. Si la papilla de bario puede permanecer ahí durante una semana, ¿qué es lo que pasa cuando es comida lo que se queda ahí? Ningún tipo de alimento debería permanecer en el colon constantemente ni durante un período de una semana.

Encontramos, mediante el trabajo en el campo de la iridología, que la mayoría de los divertículos se han asentado en el colon sigmoide. Pensamos que éste es el lugar lógico, debido a que el paciente no ha obedecido a las necesidades fisiológicas en el pasado. Se han corroborado acumulaciones en el intestino de no sólo una ni dos, sino de hasta diez y quince comidas porque mucha gente se retrae en lo tocante a la evacuación de los residuos tóxicos resultantes de los alimentos ingeridos. Nos encontramos con que muchos pacientes sólo defecan una vez por semana. Tuve un paciente que evacuaba una vez cada dieciocho días y que seguía consumiendo tres comidas diarias.

La parte más seca de cualquier hez siempre se encuentra en el colon sigmoide. Debido a esto, esta parte del intestino tiene que soportar la mayor presión para tratar de librarse de estas heces secas. Con los inodoros diseñados de la forma en que lo están, la presión es todavía mayor sobre el colon sigmoide que sobre cualquier otra parte del tracto intestinal. Es aquí donde encontramos el material más seco sometiendo a las mayores dificultades a la mucosa de la pared intestinal.

Además, nos encontramos con que los tipos de alimentos que consume el hombre en la actualidad contienen un exceso de carne y de sustancias putrefactas (los aditivos copiosos provocan una mayor irritación). Asimismo, tenemos las especias, especialmente la pimienta negra, que se consideran bastante irritantes para el colon y el hígado. Muchos de los aditivos procedentes del alquitrán de hulla acaban dando lugar a acumulaciones de fármacos como resultado de la ingesta de las distintas panaceas tan fáciles de conseguir, sin receta, en las farmacias. Vemos que el colon sigmoide es el principal lugar para que estas cosas se asienten. Además, no educamos a los niños para que sean conscientes de que las defecaciones son la cosa más importante a tener en cuenta para cuidar del organismo. Estamos ocupados, dejamos las cosas para más tarde: dejamos las cosas a un lado y «no podemos ocuparnos de eso ahora».

El refinado de los carbohidratos ha eliminado la lecitina, los aceites y la vitamina E de estos alimentos. Éstos, cuando están presentes, actúan a modo de lubricación. La lubricación no es suficiente, en el caso de los alimentos refinados, para hacer que las heces avancen para su correcta eliminación.

Creo que la diverticulosis es una enfermedad propia de la civilización moderna. Es una enfermedad que ha aparecido debido a nuestros malos hábitos de vida. No se trata de no haber tomado suficiente fibra durante un día o dos. Es el no tomarla durante un período de muchos años lo que puede provocar la diverticulitis. Nos encontramos con que la vida a un ritmo tan acelerado (no masticar los alimentos adecuadamente; ir a lugares de comida rápida y consumir alimentos que carecen de fibra [la cáscara o capa externa] y quitarles la piel a las patatas, las manzanas, las peras, los melocotones, y las verduras) priva al intestino de un volumen y de una cantidad de fibra correctos. Estamos eliminando la fibra que tendríamos que consumir de forma natural y que podría ser muy bien la base para proporcionar a la pared intestinal todo el ejercicio que resultaría necesario para evitar que forme un divertículo.

La gente ha pasado de la fácil dieta consistente en tortitas, pasta y muchos de los otros alimentos blandos que consumimos en la actualidad a dietas con muchísima fibra, y esto ha provocado muchas alteraciones. Creemos que, tomándonos nuestro tiempo y cambiando poco a poco la dieta blanda por una con más fibra, podremos acabar reduciendo y eliminando los efectos de los divertículos que se han desarrollado a lo largo de muchos años de hábitos alimentarios incorrectos.

FLATULENCIAS O GASES INTESTINALES

Ciertos procesos químicos en el colon dan lugar a distintos subproductos, propios de la función intestinal normal, en forma de gases. Algunos carecen de olor, mientras que otros son muy apestosos, como el ácido sulfhídrico.

Los gases intestinales no tienen ninguna consecuencia en un colon sano, pero, sin embargo, esto no es lo que sucede en el caso de un colon enfermo. Unos gases excesivos son señal de alteraciones en el colon y sus consecuencias pueden ser muy graves. Por ejemplo, cuando hay una estenosis o una obstrucción intestinal debida al estreñimiento, los gases pueden quedar atrapados y ser incapaces de salir por el ano. Puede desarrollarse una presión extrema, provocando dolor, hinchazón y otros síntomas.

La producción de gas no siempre procede de un proceso metabólico normal. De hecho, la mayoría de los productos de desecho gaseosos son el resultado de trastornos en el intestino. Son productos de procesos inferiores que se están dando en el organismo. Son, en concreto, el resultado de fermentaciones putrefactivas.

Cuando las proteínas no digeridas alcanzan el colon, proporcionan alimento para el desarrollo de bacterias nocivas. Estas bacterias y virus no deseables son responsables de la descomposición de compuestos orgánicos mediante un proceso putrefactivo. Este proceso no es deseable, debido, en concreto, a que estos microorganismos producen subproductos tóxicos, venenosos y causantes de enfermedades (mórbidos) como resultado de sus funciones metabólicas. Las sustancias de desecho que producen son perjudiciales para el cuerpo humano. No estaba planeado que estos microorganismos vivieran en el cuerpo humano. Aquellos que son beneficiosos y realmente necesarios para tener una buena salud no pueden vivir en un entorno sucio, tóxico y estreñido.

Cuando hay bolsas, divertículos y dilatación en el intestino, nos encontramos con una acumulación de productos de desecho que no avanzan a lo largo del intestino. Estos trastornos son terreno abonado para que se dé la fermentación putrefactiva y que esto produzca como resultado considerables flatulencias, malestar y la filtración de toxinas hacia el interior del organismo.

Un colon sano no produce flatulencias, o apenas las produce.

Ocuparse de los gases en el intestino ha sido uno de los problemas más difíciles desde el punto de vista nutricional. Cuando empezamos a modificar la dieta y pasamos a consumir los alimentos naturales y ricos en fibra que la naturaleza nos ha dado, dejando a un lado cualquier procesado humano, nos encontramos con que producimos más gases. Es como las partículas en suspensión cuando barremos un sótano sucio, ya que se ha acumulado mucho polvo. Algo inusual que he observado al tratar a gente con muchos gases es que estas personas podían ir a la ciudad y consumir la peor dieta posible, y pese a ello no tendrían flatulencias. Podías alimentarlos a base de café y dónuts, y nada más, durante dos o tres días y decían que no producían gases en absoluto. Y entonces, cuando los pasábamos a una dieta natural rica en fibra, como prescribimos en nuestros consejos dietéticos, empezaban a tener que enfrentarse a las flatulencias. Sin embargo, decían que eliminaban los gases con más facilidad. Además, sus heces eran más blandas y no tenían que forzar la defecación. No tenían que ejercer presión: las heces avanzaban con más facilidad a lo largo del intestino y ya no padecían problemas de estreñimiento. No obstante, los gases seguían ahí, pero parecían reducirse cada vez más y, a lo largo de un período de tres meses, se redujeron hasta alcanzar una cantidad mínima.

Una vez que un intestino tiene divertículos, entonces nunca quedará totalmente libre de los gases. Hay muy poca gente que pueda decir que no tiene flatulencias en absoluto. Eliminar el gas por completo es casi imposible en la actualidad porque no podemos llevar el tipo de vida necesario para conseguir eso, pero creo que puede reducirse al mínimo y hacer que no provoque alteraciones ni malestar.

EL EFECTO DE LA GRAVEDAD SOBRE EL INTESTINO

Algo importante de lo que darse cuenta es que tenemos que ocuparnos de la presión, tanto mecánica como química, en lo tocante al intestino. Por la parte química, tenemos el efecto de las bacterias *Lactobacillus acidophilus*, los ácidos y las putrefacciones. Por la parte mecánica tenemos los movimientos peristálticos y el efecto siempre presente de la fuerza de la gravedad. Debemos tener en mente que la fuerza de la gravedad provoca más problemas de los que la mayoría de la gente pudiera imaginar.

¿Recuerdas los históricos alunizajes de los astronautas estadounidenses en la Luna? ¿Estabas viendo la televisión cuando se les mostraba en la superficie de la Luna, saltando con facilidad y alcanzando casi cuatro metros de altura? Cuando caminaban se les podía ver rebotando a cada paso. Parecía como si estuvieran saltado sobre una cama elástica, ya que la fuerza de la gravedad en la Luna es muy inferior a la de la Tierra. La fuerza de la gravedad que hay en la Tierra es muy dura con nuestro organismo.

Cuando caminamos o estamos de pie, nuestro cuerpo es empujado hacia abajo, hacia la Tierra. Tenemos que vivir con esta presión constante sobre nuestros órganos vitales. Nos encontramos con que nuestros discos intervertebrales sufren una presión descendente. Estoy seguro de que padeceríamos menos problemas en los discos intervertebrales si viviéramos en la Luna, ya que su gravedad no provocaría una presión suficiente como para provocar trastornos en estos tejidos. En la Tierra tenemos problemas relacionados con la fuerza de la gravedad, especialmente cuando estamos cansados.

Antes he dicho que el cansancio es el principio de cada enfermedad, y es entonces cuando la fuerza de la gravedad ejerce su mayor efecto sobre el cuerpo. Cuando estamos cansados, empezamos a perder tono muscular, por lo que nos encontramos con que los órganos son estirados hacia abajo con más facilidad. Cuando la fuerza de la gravedad ejerce su efecto, los hombros se nos empiezan a encorvar, podemos sufrir escoliosis o podemos empezar a desarrollar curvaturas en la columna vertebral. El tejido más blando del cuerpo es el colon transverso, y es el único tejido del organismo que va completamente desde el lado derecho al izquierdo del cuerpo. Si estuviera hecho de hueso, permanecería en su posición, pero como está hecho de tejido muy blando, puede darse un prolapso o un colon transverso caído como resultado de la fuerza de la gravedad. Hay una nueva enfermedad que acecha: se llama «gravitosis». Sus síntomas son los siguientes.

PROLAPSO DEL COLON TRANSVERSO

Cuando sufrimos un prolapso, todos los órganos que se encuentran por encima del colon transverso descenderán, al igual que los que se encuentran por debajo de él, que sufrirán el efecto de la presión. Cuando el colon transverso desciende, se desarrolla presión sobre la vejiga de la orina, por ejemplo. El útero puede sufrir flexiones y retroflexiones, y podría doblarse sobre el intestino, provocando estreñimiento. A veces nos encontramos con que hay presión sobre las trompas de Falopio o los ovarios. Muchas veces el óvulo no puede pasar del ovario al útero correctamente, y esto puede causar esterilidad. Además, nos encontramos con que las mujeres tienen más quistes en el ovario que en ningún otro lugar del organismo. La operación más frecuente en las mujeres es la histerectomía, y creo que esto se debe a que existe una gran presión sobre las trompas, y esta presión no permite una circulación adecuada de la sangre ni la eliminación de sustancias tóxicas. Pero las mujeres no son las únicas afectadas por los problemas provocados por la presión. Un hombre con un prolapso experimenta presión sobre la próstata. La uretra, a lo largo de la cual fluye la orina desde la vejiga, pasa a través de la próstata. Cuando existe presión sobre la próstata, cuesta orinar. Habrá retención de orina, que es uno de los líquidos que podemos reabsorber hacia el interior del organismo.

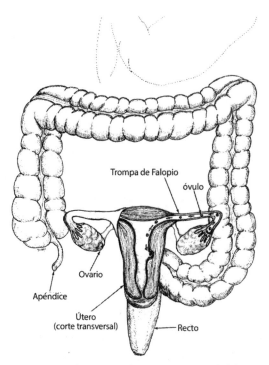

Colon y útero normales. Nótese la posición normal del estómago.

Esto puede marcar el principio de artritis y problemas en las articulaciones, especialmente al hacernos mayores. Por lo tanto, nos podemos encontrar con que suframos problemas de próstata y en la vejiga de la orina, además de trastornos ováricos, y todo ello debido a un prolapso causado por la fuerza de la gravedad.

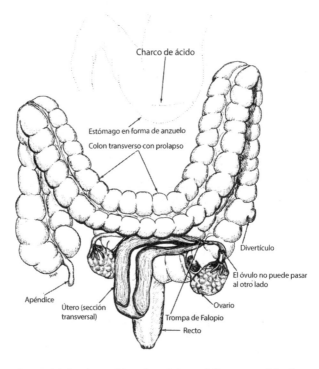

Colon con prolapso ejerciendo presión sobre el útero. Nótese que el óvulo no puede avanzar por la trompa de Falopio debido a la presión. El útero no puede eliminar la menstruación eficazmente. El prolapso del colon transverso permite que el estómago descienda, lo que da como resultado un estómago en forma de anzuelo.

Muchos médicos y especialistas en gastroenterología se están ganando la vida tratando hemorroides y otros problemas anales, rectales e intestinales provocados, principalmente, por la presión ejercida por el colon transverso y los distintos órganos implicados mientras evacuamos en el inodoro. Creo que el inodoro es el artilugio más abominable jamás inventado en nuestra civilización. Nos encontramos con que los nativos norteamericanos nunca sufrieron problemas rectales, y tampoco padecieron problemas de hemorroides en absoluto. ¿Por qué? Se ponían en cuclillas para defecar. Si vas a países como Francia, Italia o Sudamérica, te encontrarás con que el inodoro suele consistir en un agujero en el suelo y que tienes que ponerte en cuclillas. Ésta es la postura normal para evacuar, aquélla en la que todos nuestros órganos internos se encuentran en la posición adecuada. Cuando se usa esta postura de forma normal para defecar, ninguna vena sobresaldrá del recto.

Ahora, y para sumarse al problema, puede que tengamos gases o heces duras. Siempre que tenemos heces duras o gases, el recto está sometido a presión. Estos problemas se ven agravados por la fatiga y la fuerza de la gravedad. Es bueno que sepas estas cosas para que puedas aprender a superarlas. Para superar el problema de la fuerza de la gravedad, siempre que tengas que sentarte en el inodoro, una cosa a recordar es que mantengas las manos por encima de la cabeza. Te encontrarás con que, cuando empujes, la fuerza se ejercerá realmente contra los tejidos y las áreas rectales, así que para superar esto mantén las manos por encima de la cabeza. De todos modos, ésta es la forma en que debería hacerse si vas a usar un inodoro normal. De hecho, en nuestro sanatorio teníamos una pequeña soga por encima y a un lado del inodoro para sujetarla cuando se evacuaba, lo que permitía mantener las manos por encima de la cabeza.

LA IRIDOLOGÍA Y EL INTESTINO

Al fijarnos en el intestino desde el punto de vista de la iridología, la primera cosa que hemos encontrado siempre es una zona negra en la parte del iris correspondiente al intestino. El estado del colon transverso (que discurre de un lado al otro en la parte superior del paquete intestinal) se ve indicado por signos en la parte superior del iris, desde aproximadamente el punto imaginario de las 10:00 h hasta el de las 12:00 h, en el interior de lo que se llama la corona nerviosa autónoma. Empezamos por el colon descendente, representado en el iris desde las 12:00 h hasta las 05:00 h, luego pasamos al colon sigmoide, que va desde las 05:00 h hasta las 07:00 h, hasta llegar a la zona rectal, que se encuentra hacia las 07:00 h. Esto sólo es un lado del cuerpo. No pretendo daros una clase sobre iridología, pero me gustaría llevaros en un pequeño viaje para aprender, ya que el iris tiene mucho que enseñarnos sobre el estado del organismo.

Los siguientes diagramas ilustran síntomas del intestino y otros signos del iris relacionados con distintos trastornos en el organismo.

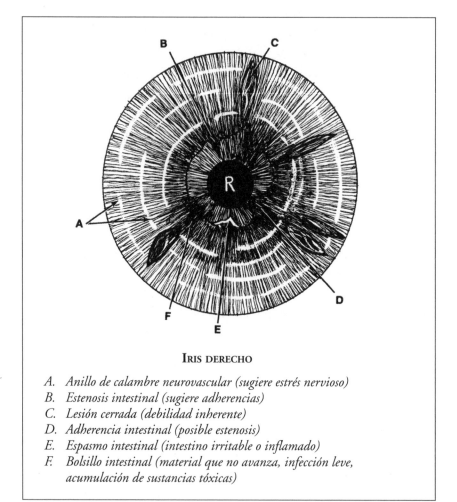

IRIS DERECHO

A. Anillo de calambre neurovascular (sugiere estrés nervioso)
B. Estenosis intestinal (sugiere adherencias)
C. Lesión cerrada (debilidad inherente)
D. Adherencia intestinal (posible estenosis)
E. Espasmo intestinal (intestino irritable o inflamado)
F. Bolsillo intestinal (material que no avanza, infección leve, acumulación de sustancias tóxicas)

En el iris varios trastornos se muestran en forma de áreas negras, a las que llamo «bolsillos intestinales», y en los que hay una discontinuidad bien definida en la corona nerviosa autónoma. He visto que la zona negra representa hipoactividad, una debilidad inherente y un asentamiento de material tóxico. A lo largo de los años he ido en busca de estas tres cosas en mi trabajo con los pacientes.

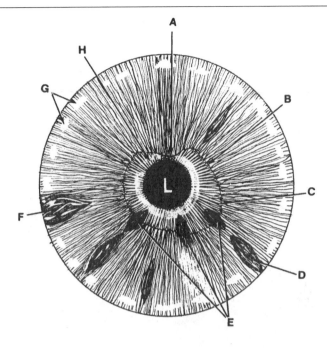

IRIS IZQUIERDO

A. *Prolapso del colon transverso*
B. *Corona nerviosa autónoma*
C. *Intestino dilatado*
D. *Lesión cerrada (nótese la proximidad a los bolsillos intestinales en la «E»)*
E. *Bolsillos intestinales (sugieren divertículos)*
F. *Lesión abierta (debilidad inherente)*
G. *Rosario linfático (sugiere agrandamiento del tejido linfático)*
H. *Anillo del estómago ácido*

Me he encontrado con que una debilidad inherente en el intestino conduce rápidamente a problemas en la función intestinal, a no ser que el organismo disponga de toda la fuerza y la energía que necesita para trabajar. Cuando el cuerpo está cansado, una debilidad inherente en el intestino da lugar a hipoactividad. Por lo tanto, he tenido que ocuparme de las energías de mis pacientes. Tenía que cuidar de la inervación. Tenía que encargarme del cansancio. Tenía que ayudar a los pacientes a librarse de lo que llamo «destructores de vitalidad». Toda persona enferma está fatigada y exhausta. Está consumida. Quiere tumbarse. Algunos ni siquiera disponen de la energía para caminar. Todo lo que quieren es irse a la cama. No disponen de suficiente energía ni, realmente, de las ganas para hacer las cosas, y empecé a observar, mientras cuidaba de estas personas, haciendo que descansaran y que cambiaran su dieta, ciertos signos de curación que aparecían en esas áreas negras en los iris. Estas correlaciones entre el estado del intestino y el aspecto del iris se confirmaron repetidamente a lo largo de los años.

Las siguientes imágenes muestran anomalías intestinales tal y como se ven en las radiografías.

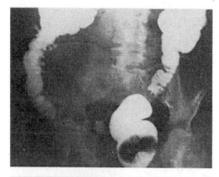

1. Radiografía del intestino que muestra dilatación, divertículos y un colon sigmoide con un tumor maligno.

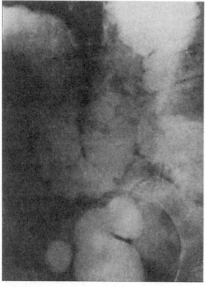

2. Radiografía del intestino que revela un prolapso extremo del colon transverso, dilatación y un colon sigmoide de tamaño aumentado.

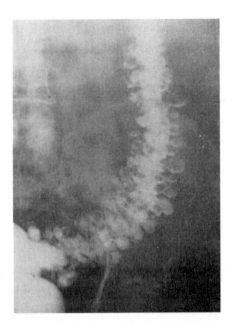

3. *Radiografía del colon descendente que muestra la presencia de numerosísimos divertículos.*

Existe mucho cinismo entre los médicos sobre el valor de la iridología, pero creo que esto cambiará. Lleva tres meses evidenciar signos de curación en el ojo, y el médico medio no parece tener la voluntad de tomarse el tiempo para este tipo de seguimiento sistemático. Puedo demostrar lo que he expuesto aquí, pero lleva tres meses. El médico medio quiere ver las cosas ya mismo: realiza una prueba y ya está. Si no llega en una semana no existe.

La iridología se ocupa de los cambios en los tejidos. Cuando examinamos el iris estamos «leyendo» el estado de los tejidos. No leemos, directamente, los asentamientos de materiales tóxicos en el intestino. Cuando examinamos el iris estamos interpretando la pared intestinal. Cuando aparecen los signos de curación, reciben el nombre de líneas de calcio lúteo. La mejora en la pared intestinal se ocupa de las sustancias tóxicas del organismo, y hace que avancen algo más rápidamente. Podemos acelerar la eliminación de los ácidos consumiendo alimentos que contengan potasio y sodio. Vemos que el potasio relaja el intestino en aquellos que sufren tensión. Por supuesto, solemos recurrir a la leche de magnesia (hidróxido de magnesio) para conseguirlo, pero también podemos usar el magnesio que contienen los alimentos, y entre ellos, el más rico en este mineral es la polenta. El magnesio también se encuentra en todas las verduras. Consumir los alimentos adecuados para provocar cambios físicos es más lento que la terapia con fármacos, pero es la forma natural. En este caso no nos encontramos con «efectos no deseados».

Cuando empecé a ver estos cambios reflejándose en los iris de los ojos de mis pacientes, realmente no sabía que estuviera haciendo nada inusual. Simplemente estaba haciendo que mis pacientes siguieran un régimen de vida correcto. Pero entonces empecé a tomar radiografías, ya que quería confirmar lo que sospechaba que estaba sucediendo. Pasé algún tiempo en el Sanatorio Battle Creek y empecé a ver cómo las radiografías verificaban lo que estaba viendo mediante la iridología. Cuando mi lectura del iris me indicaba que había un bolsillo intestinal a las 03:00 h, vi en la radiografía que había un divertículo en el intestino. Me encontré con que había un problema de dilatación en el que los materiales tóxicos no se eliminaban como deberían. En esa época estudié con el doctor John Harvey Kellogg, que era un maestro en los cuidados del intestino. Escribió sobre la higiene del colon y también llevó a cabo mucho trabajo relacionado con la dieta. Una cosa que aprendí es que disponemos de bacterias «beneficiosas» en el intestino. Estas bacterias beneficiosas mantienen el intestino libre de putrefacción y fermentación, que provocan un exceso de gases y malos olores. El doctor Kellogg enseñaba que el intestino debía contener alrededor de un 85 por 100 de *Lactobacillus acidophilus* y un 15 por 100 de *Bacillus coli*, o de aquellas bacterias que producen gases. Éste, afirmaba, era el equilibrio bacteriano correcto para tener un intestino sano.

Quería analizar a mis pacientes para ver si se cumplía este equilibrio bacteriano, así que envié muestras de heces de quinientos de mis pacientes a un laboratorio médico para conocer las cantidades relativas de *Lactobacillus acidophilus*, *Bacillus coli* y bacterias ácidorresistentes. Quería conocer el efecto del pH (valor que mide la acidez/alcalinidad) y averiguar todo lo que pudiera sobre la flora intestinal. Los resultados del laboratorio arrojaron, de media, un 85 por 100 de *Bacillus coli* o de bacterias perniciosas frente a un 15 por 100 de *Lactobacillus acidophilus*. ¡Era justo lo contrario de lo que debería haber para estar sano! Éstos fueron los resultados para quinientos de los pacientes que habían acudido a mi consulta. Obviamente, el intestino del paciente medio no era lo que debería ser.

Me he ocupado de los problemas del intestino mediante enemas de colon. He recomendado enemas de colon a mis pacientes frecuentemente, pero, verás, esto por sí solo no hace que aparezcan líneas de curación en los ojos, ya que los signos de curación aparecen cuando hay un nuevo equilibrio químico en el tejido. Yo me ocupo del tejido, y cuando veo distintos trastornos intestinales reflejados en los ojos, no puedo decirte que el problema consista siempre en la presencia de divertículos. Podría tratarse de divertículos, y en nueve de cada diez casos es así, ya que las radiografías que he hecho me han mostrado esto.

Es muy importante mencionar que a través de la iridología he encontrado trastornos reflejos a partir de problemas intestinales. Hay una relación clara entre los trastornos en ciertos órganos y los trastornos intestinales, tal y como queda reflejado en los ojos. Por ejemplo, examiné a una mujer que padecía tortícolis (rigidez en el cuello), y cuando le dije que tendría que recolocarle el cuello, rehusó, ya que le habían recolocado el cuello varias veces y por lo que parecía todo empeoraba tras cada ocasión. No podía soportar que nadie se lo volviera a tocar. Pues bien, soy quiropráctico, y se supone que llevo a cabo recolocaciones. Estaba iniciando mi andadura en el campo de la iridología, pero tenía que hacer algo, así que examiné sus ojos y encontré una mancha negra. Cuando le pregunté si había sufrido problemas intestinales me dijo que los había padecido durante años, desde que empezaron sus problemas de cuello. En los últimos tiempos, el problema intestinal había empeorado. Le prescribí un enema al instante. Se sometió a tres enemas y, al cabo de una hora, mientras yo todavía estaba allí, obtuvo un alivio completo de su problema de tortícolis. Salí de la consulta y ni siquiera le había tocado el cuello. Sólo me ocupé de su intestino. Fue toda una experiencia y nunca lo olvidaré.

Otro paciente acudió a verme unos meses después. Tenía un absceso grande en el cuello, y al mirar sus iris, vi un gran agujero negro con los signos de curación más hermosos surgiendo de él. Sé que no se pueden tener signos de curación a no ser que haya un cambio en la dieta. Es muy necesario hablar sobre la alimentación. Me explicó que había conducido detrás de un camión cargado de cítricos que volcó y desparramó naranjas por toda la carretera. Cuando se detuvo para prestar ayuda, el conductor le dijo que se llevara tantas naranjas como quisiera, así que llenó el maletero de su coche y bebió zumo de naranja durante cuarenta y cinco días.

Esta era, ciertamente, una dieta de eliminación extrema, pero no pudo deshacerse del material tóxico acumulado en su organismo con la suficiente rapidez mediante la evacuación normal, ya que no estaba haciendo lo suficiente para cuidar de su intestino. La sobrecarga de material tóxico eliminándose provocó que le apareciera el absceso en el cuello.

DEBILIDADES INHERENTES

Las debilidades inherentes son aquellas áreas del organismo en las que acaban acumulándose sustancias tóxicas. Es en estos órganos donde se desarrolla la infección. Podemos padecer una infección en el pulmón, podemos tener un absceso en un diente, podemos sufrir estos problemas en distintos lugares del cuerpo e, invariablemente, estas infecciones proceden, originariamente, del intestino.

He encontrado una sorprendente correlación entre mis estudios de iridología a lo largo de los últimos cuarenta y cinco años, lo que confirma que hay una clara relación entre los trastornos en distintas secciones del intestino y trastornos en otras partes concretas del cuerpo. Cuando un paciente se queja de un problema en el pecho, hay un cierto lugar en el intestino que sospecho que alberga una infección leve que está afectando a la zona del pecho; o hay otras zonas del organismo que pueden estar afectadas por trastornos cuyo rastro puede seguirse hasta llegar al intestino.

¿Por qué tratar por separado cualquier órgano si encontramos que la fuente del problema está en el intestino? Fijémonos de nuevo en John Wayne. ¿Es posible que se hubiera debido someter a un tratamiento a su intestino antes que a su estómago y a sus pulmones? También me hago preguntas sobre el famoso comediante Jack Benny, que se sometió a un reconocimiento con unos resultados perfectos justo dos meses antes de fallecer debido al cáncer. ¿Podría haberse evitado esta muerte?

En una ocasión, un muchacho acudió a mí porque tenía problemas en la pierna izquierda. Había recibido tratamiento durante tres años con masajes y tratamientos mecánicos y químicos. Al examinar sus iris, vi una sección del colon sigmoide (la última parte del colon, antes del área rectal) bastante negra. Como no podemos diagnosticar una enfermedad a partir del iris, rehusé tratarle hasta disponer de una radiografía. Hasta ese momento no se había hecho una radiografía. Se descubrió que padecía cáncer en el colon sigmoide, y este chico falleció al cabo de seis meses. Creo que este tumor estaba provocando los trastornos reflejos en su pierna, pero sólo había recibido tratamiento para su problema en la pierna. He vivido muchas experiencias en las que las áreas negras en los iris de los pacientes mostraban trastornos concretos en distintos órganos del cuerpo, y he podido verificarlos en miles de casos.

He visto muchos buenos resultados debidos a los cuidados del intestino. No he confirmado un alivio completo procedente únicamente de los enemas de colon. He visto mejorías, pero si no modificas la dieta, no creo que los enemas de colon valgan la pena. Creo que si no te ocupas de tus problemas matrimoniales o de tus desórdenes económicos, puedes generar más ácidos, tener más problemas relacionados con el moco y sufrir más trastornos por un intestino alterado, colitis y úlceras. Con todos los tratamientos técnicos de los que disponemos hoy día, creo que tenemos que considerar una limpieza y regeneración total que sea física, mental y espiritual.

En el Sanatorio Battle Creek me enseñaron que tienes que disponer de una cantidad suficiente de la bacteria *Lactobacillus acidophilus* (la bacteria beneficiosa) frente al *Bacillus coli* (la bacteria productora de gases). Hay ciertos alimentos que producen y ayudan a que se desarrollen bacterias favorables, y hay otros alimentos que destruyen las bacterias beneficiosas. La carne puede afectar a las bacterias favorables si la consumimos en exceso, especialmente si tenemos un intestino con estasis o un colon perezoso. Nos encontramos con que el café destruye las bacterias beneficiosas del intestino con más facilidad que cualquier otra cosa. El chocolate también mata a estos microorganismos, al igual que los alimentos cocinados en exceso. Deberíamos trabajar en pos de la limpieza y la regeneración del cuerpo mediante una mejor nutrición, más ejercicio, modificando nuestros hábitos de vida y yendo en la dirección que será buena para todo nuestro cuerpo.

Alguien preguntará, estoy seguro de ello, que por qué usamos enemas de café si el café destruye a los *Lactobacillus acidophilus*. Si alguien necesita un enema de café hay posibilidades de que los *Lactobacillus acidophilus* ya hayan desaparecido, y los beneficios obtenidos gracias a su estimulación de la evacuación valen mucho la pena. Tras la limpieza y regeneración volveremos a asentar la flora con implantes.

Esto requiere de valentía, determinación, perseverancia y fe en el resultado definitivo y desconocido. Pese a ello, siguiendo el camino adecuado, fijándonos en la naturaleza como modelo a seguir, nos damos cuenta de que nuestra elección tiene el mejor potencial para una buena salud y la felicidad.

Esto requiere de un compromiso para abandonar los viejos hábitos tan familiares, sencillos y tóxicos y adoptar unos nuevos, desconocidos, extraños y aparentemente complicados. Cambiar de hábitos es la tarea más difícil del mundo. Es como si estuviéramos hechos de gelatina que cuaja rápidamente, fresca y flexible nada más sacarla del recipiente, pero que se vuelve dura y quebradiza rápidamente.

Hay un factor del miedo implicado en la renuncia a un viejo hábito. Incluso aunque sea malo que sigamos aferrados a él, tenemos la sensación reconfortante de saber que está ahí. Pájaro en mano vale más que ciento volando, pero si el pájaro en la mano es un buitre, puede que se te acabe comiendo algún día.

No cometas un suicidio intelectual cerrándote a posibilidades alternativas, ya que, después de todo, si lo que conoces y haces ahora te está matando, entonces sufres de una falta de conocimientos y sabiduría, y la respuesta que solucionará tu problema la encontrarás en los teritorios nuevos y desconocidos.

En El «shock» del futuro, Alvin Toffler afirma, acertadamente, que la tarea actual y futura del hombre para sobrevivir es la capacidad de adoptar ideas y hábitos nuevos con mucha rapidez. De hecho, mucho más rápidamente de lo que lo hubiera hecho en el pasado. ¿Estará a la altura? ¿Podrá desprenderse de los viejos hábitos perniciosos para la vida con la suficiente rapidez para adoptar una alternativa correcta y viable? Nadie lo sabe. Estamos en medio del proceso de averiguarlo.

No deberíamos aceptar la entrada en nuestro organismo de nada que no esté en equilibrio con la naturaleza. No podemos mejorar el orden perfecto de Dios. Es un suicidio intentarlo. No sirve a ningún buen propósito y es destructivo, se mire por donde se mire. Lo integral, lo natural y lo crudo es la perfección absoluta que necesita nuestro organismo y a lo que mejor responde. Cualquier otra cosa es algo tramposo y ladrón.

El azúcar blanco refinado, por ejemplo, hace que se drenen ciertas sustancias del organismo. Hacen falta energía y sustancias metabólicas obtenidas de la cuenta bancaria de nutrientes del organismo para enfrentarse a él una vez ingerido. A cambio de ello el azúcar no nos aporta nada. Así es: ¡nada! De hecho, hace falta más para eliminarlo que lo que nos aporta, y por lo tanto es un ladrón de importantes proporciones.

DESEQUILIBRIOS QUÍMICOS

Cuando el cuerpo empieza a perder su equilibrio en cualquier área, hay una reverberación por todo el organismo que siente esa vibración del desequilibrio. Las enfermedades y los trastornos son estados de falta de armonía en el cuerpo.

Una de las formas más sutiles de desequilibrio en el cuerpo que conozco es un desequilibrio químico o nutricional. Es como no ver el bosque por culpa de los árboles. Vivimos en él y de él, sumergidos en él hasta el punto de no reconocerlo, especialmente si se trata de un trastorno crónico, como suele ser el caso.

Las deficiencias y los desequilibrios químicos se encuentran en la base de muchos trastornos. Hasta podemos decir que los problemas se prolongan hasta el nivel atómico e incluso hasta los niveles electromagnéticos de la función celular.

¿Por qué es la radiación tan peligrosa? Por las alteraciones que provoca el los tejidos a un nivel atómico. Los procesos químicos se ven alterados e influenciados inarmónicamente. El orden natural, regalado por Dios y tranquilo se ve roto.

Cuando hay sustancias tóxicas en el colon que se filtran hacia los tejidos del organismo, es como tener un veneno de liberación lenta en el intestino. Actúa lentamente, reduciendo la vitalidad, la resistencia y la salud de los tejidos y los órganos corporales imperceptiblemente. Es como tener nuestro vertedero químico personal que llevamos con nosotros todo el tiempo. Siempre está trabajando mientras las toxinas estén presentes, liberando sus microdosis letales.

Nunca antes ha estado el hombre en un entorno tan tóxico y venenoso. El aire, el agua, el alimento, la tierra, la vestimenta y cualquier cosa que toca tiene sustancias tóxicas potenciales o reales que acaban encontrando su camino hacia el interior del organismo.

La gente tiene hoy más sustancias tóxicas en su interior que nunca en la historia conocida. Sus niveles y su alcance se están convirtiendo en una pesadilla mientras la enfermedad campa a sus anchas.

La necesidad de detoxificar y limpiar el organismo *nunca* ha sido mayor que ahora mismo. Casi todos los pacientes a los que he visto tienen un problema de toxicidad del que debemos ocuparnos en primer lugar.

Restablecer el equilibrio, la paz y la armonía es trabajo del médico. Ésa es la tarea que ha escogido realizar. No puede hacerse con eficacia o de forma duradera en un cuerpo que se está viniendo abajo debido a una acumulación de materiales tóxicos (es decir, con una autointoxicación).

Cuando el intestino falla, todo el cuerpo entra en una crisis nutricional. Las ondas del *shock* metabólico fluyen hacia todas las células y los tejidos.

Suele decirse que uno es lo que come. Yo digo que uno es lo que absorbe. Puedes consumir los mejores alimentos y seguir muriéndote de hambre si los procesos digestivos y de absorción no funcionan correctamente.

Cuando limpiemos y eliminemos los detritos tóxicos, alimentemos el cuerpo con alimentos buenos, saludables y llenos de vitalidad, y dejemos de envenenarnos, el cuerpo responderá con la curación y la reversión de los procesos de enfermedad.

Nos encontramos con que las paredes intestinales necesitan sodio, que neutraliza el ácido. La persona media produce mucho ácido en interior del cuerpo, y esto extrae sodio del organismo, a través de los tejidos del intestino y el estómago. Además, sabemos que el potasio es muy necesario, porque es un elemento propio de los músculos. La persona media no es consciente de que el potasio neutraliza los ácidos. Para neutralizar los ácidos del organismo, el potasio se toma de la pared intestinal. Creo que la pared intestinal es el tejido más maltratado del organismo, funcionando en un estado constante de semiinanición, con respecto a las sustancias químicas que se consumen en la vida cotidiana. Debemos suministrar constantemente los elementos más importantes que se encuentran en la pared intestinal o sufriremos las consecuencias.

Además de sobre la sangre y los elementos químicos, debemos hablar acerca de algunos de los alimentos que introducimos en el organismo. El

82

salvado es ahora muy popular en Estados Unidos. Deberíamos haber consumido salvado desde siempre. ¿Por qué dejamos de tomarlo? Hemos pensado mucho en los «alimentos basura», y comentamos mucho sobre ellos. Hablamos de las comidas escolares y de los tentempiés disponibles en los hospitales, mientras estamos intentando recobrar la salud. Nos encontramos con que muchos de los edulcorantes de las bebidas actuales roban al cuerpo los elementos vitales que fomentan la buena salud almacenados en el intestino.

LOS CUIDADOS DE LA MEMBRANA MUCOSA

La pared intestinal dispone de una membrana mucosa que elimina materiales tóxicos, ácidos y catarro. Para librarse del catarro, la membrana mucosa tiene que desprenderse junto con aquél. En la mayoría de los casos no lo hace. Nos encontramos con que la membrana mucosa no está eliminando las acumulaciones de sustancias tóxicas como debería y que, de hecho, se aferra a la pared intestinal. Vemos que tenemos que cuidar de esa membrana mucosa.

La pared intestinal puede, además, padecer debilidades inherentes. Cuando digo que nunca he conocido a ningún paciente que no tuviera ninguna debilidad inherente en el intestino, no me refiero a que todo el intestino sufra una debilidad inherente, sino a que sólo secciones de él están afectadas. Esto se muestra en forma de una capacidad funcional lenta e hipoactiva. Si tenemos alimentos que no avanzan por nuestro aparato digestivo con la rapidez necesaria, nos encontramos con que avanzarán todavía con más lentitud y que serán todavía menos activos a la hora de desplazarse a lo largo de una sección del intestino inherentemente débil.

ESTRUCTURA QUÍMICA

Un intestino sano contiene sodio, potasio y magnesio para funcionar correctamente. Nuestros alimentos civilizados carecen, más que de ninguna otra cosa, de estos tres elementos químicos. El sodio es un elemento químico que neutraliza los ácidos, y se encuentra en el sistema linfático.

Es necesario en los tejidos flexibles, activos y móviles (es decir, en las articulaciones, los ligamentos y los tendones).

El potasio es el gran alcalinizador del organismo, y se encuentra más en la estructura muscular que en ningún otro lugar. El potasio se encuentra en las verduras amargas que mucha gente ya no consume. El sodio y el potasio se encuentran más en las verduras de ensalada que en ningún otro alimento. Las ensaladas han sido cada vez más desplazadas de nuestro consumo de alimentos en los últimos años, y los alimentos blandos ingeridos en su lugar han aumentado. ¿Podría ser este hecho responsable, en parte, de muchos que nuestros problemas de diverticulosis e intestinales actuales?

Vemos que el magnesio es el relajador del intestino, y también es el elemento más importante para una buena defecación. La leche de magnesia, que probablemente sea uno de los fármacos más importantes usados en la actualidad, es un buen estimulador de los movimientos peristálticos. Pero, sin embargo, estamos usando un medicamento que sólo aporta un alivio de los síntomas.

No creo que el magnesio usado en los fármacos sea especialmente favorable para rehacer y reconstruir la estructura intestinal. Es el magnesio contenido en los alimentos el que puede proporcionar los mayores beneficios. El magnesio se encuentra en buenas cantidades en las verduras de ensalada. El alimento en el que más abunda es el maíz amarillo. La harina de maíz es uno de los alimentos que se han molido y refinado tanto que ya no contiene la fibra del grano de maíz que hace que sea uno de los mejores laxantes y tonificadores del intestino que podemos consumir.

A pesar de este inconveniente, creo que todos deberían tomar cereales de maíz amarillo por lo menos dos mañanas por semana.

Mientras trabajamos para eliminar la membrana mucosa encostrada, también debemos tener en cuenta la alimentación de las células nuevas que hay debajo de ella.

Usamos semillas de lino y de psilio (o zaragatona) como lubricante y fuente de fibra. Estas semillas, junto con las de girasol y otras semillas oleaginosas, contienen vitamina F, que se usa para reconstruir la membrana mucosa, especialmente en el intestino. Así pues, estamos obteniendo unos beneficios triples de estas sustancias.

ACTITUD MENTAL

Hay una vertiente mental de la salud física. La mente puede provocar tensión. Sabemos que puede causar contracciones en la pared intestinal. Podríamos decir que la colitis empieza en la cabeza. La inflamación del intestino puede ser provocada por los nervios y el estrés. Mucha gente tiene mejores evacuaciones cuando está libre de males y dolores emocionales y cuando carece de preocupaciones por el dinero. El buen compañerismo, la relajación y la música pueden contribuir a unas buenas defecaciones.

Lo que estoy puntualizando es, simplemente, que tenemos que cuidar del intestino mediante el arte de la curación holística, en lugar de con algunos tratamientos farmacológicos, de ajuste o de terapia refleja, o incluso preocupándose por la dieta. Cada una de estas opciones aportará alguna mejora, pero debemos darnos cuenta de que el intestino no funcionará correctamente hasta que sepamos cómo vivir correctamente. Hay una forma de vivir adecuadamente, y no sólo consiste en los alimentos o la dieta. Nos encontramos con que es importante llevarnos bien con la gente, porque el problema no siempre es qué hay de malo en ti, sino que puede que consista en quién es injusto contigo.

No deseo dar la impresión de que me he vuelo unilateral en mi énfasis sobre la importancia de un tracto intestinal sano y limpio, pero he estado recibiendo pruebas durante mucho tiempo que me indican que la gente no se da cuenta de que en la actualidad el estreñimiento se encuentra, hoy día, en el trasfondo de la mayoría de nuestras enfermedades. Creo que la gente no está considerando la mala salud tan seriamente como debería. Sitúa sus problemas de salud por detrás del resto de contratiempos (económicos, domésticos, reales e inventados), mientras que la salud de una persona o un país siempre debería ocupar el primer lugar en la lista de las tareas y las responsabilidades: sin salud, pocas cosas hay que podamos disfrutar de verdad.

El camino hacia una buena salud es el que empieza con el conocimiento y el compromiso para limpiar y detoxificar el cuerpo, y recuperar el equilibrio, la paz y la armonía. Debemos desear alzarnos por encima de los hábitos egoístas, dándonos cuenta de que el camino de la limpieza y la regeneración tiene implicaciones para el intelecto, las emociones y el espíritu. Debemos aceptar nuestra responsabilidad personal para con este camino.

CAPÍTULO 6

LA FLORA INTESTINAL Y LOS CUIDADOS DEL INTESTINO

Muy pocas personas en el mundo occidental experimentan los beneficios de un funcionamiento adecuado del intestino. Muy pocas personas viven de una forma que les permita mantener el equilibrio corporal normal. Por lo tanto, si vamos a vivir de forma antinatural, sería bueno aprender qué resulta necesario para contrarrestar algunas de las enfermedades que generamos en nuestro entorno personal.

A veces me pregunto si una persona puede ser verdaderamente feliz o estar realmente sana mientras vive en una ciudad donde los procesos naturales están tan alterados (y frecuentemente ausentes). ¿Estamos intentando mantener a la gente con una buena salud contra viento y marea?

Las artes médicas emplean actualmente mucho tiempo y dinero poniendo parches a los efectos de un entorno que, hoy día, es tóxico y peligroso para la salud.

La mayoría de los médicos actuales tratan a la gente frente a males que son resultado directo de la vida «civilizada». Estos «trastornos ambientales» están alcanzando proporciones epidémicas, y en lugar de eliminar la causa de la alteración, más bien se trata de que la gente «vaya tirando» mientras se destroza a sí misma de forma adictiva.

Una salud buena, duradera y perdurable es resultado de una disciplina consciente en la limpieza y la regeneración del cuerpo, la mente y el espíritu. Todo lo demás es una solución intermedia.

Cuando el cuerpo queda contaminado con sustancias tóxicas, las fuerzas que mantienen la buena salud y la vitalidad disminuyen en proporción a la extensión de la invasión. Al reducirse, las sustancias mórbidas (productoras de enfermedad) prosperan. Esto es lo que sucede con la flora intestinal.

La flora intestinal consiste en aquellos microorganismos que viven en el intestino de una persona. Hay una gran variedad de estas formas de vida microscópicas, y desempeñan un papel muy importante en la salud y la enfermedad.

Allá donde hallamos una buena salud y vitalidad, nos encontramos, invariablemente, con microbios buenos y beneficiosos. Allá donde hay deterioro y enfermedad nos encontramos con los microorganismos que llevan a cabo esta función. No hay ningún aspecto de la vida terrenal en el que estas formas de vida no tengan un papel importante que desempeñar. Se encuentran por doquier: vivimos, literalmente, en un océano que está lleno de microbios. Trabajan incesantemente para llevar a cabo las transformaciones para las que están diseñados.

En gran medida, la flora intestinal determina el estado de salud de una persona. El intestino grueso es, de hecho, un montón de estiércol móvil que produce constantemente abono o producto acabado y que se hace cargo de materiales nuevos para su tratamiento.

Tal y como todos saben, un montón de abono es algo muy especial. Es donde se acumulan los productos de desecho de los seres vivos, animales y vegetales, con el fin de potenciar un proceso de descomposición y putrefacción. Cuando el proceso se completa, tenemos la mejor base para que comience una nueva vida. De lo viejo y lo muerto surge lo nuevo y lo vivo.

¿Qué es lo que se encuentra en la interfase de este fenómeno paradójico?: las formas de vida bacterianas y microscópicas. Son los recicladores, los transformadores. Son la mano de obra de la naturaleza, llevando a cabo algunas de las reacciones químicas más complejas conocidas por el hombre. Estamos intentando, constantemente, copiar o, de algún modo, utilizar los procesos que son capaces de producir.

Algunas de las sustancias más mortíferas que existen son metabolitos de estas bacterias. Toda la vida en el planeta está afectada por su presencia.

Se ha determinado que el colon contiene no sólo entre cuatrocientas y quinientas variedades de bacterias, hongos, levaduras y virus, sino que sus poblaciones varían entre la zona central del colon y la capa mucosa; entre las que habitan el lado derecho y las que viven en el lado izquierdo del intestino.

Las investigaciones han hallado pruebas que indican que el moco secretado por el intestino determina, en gran medida, el tipo de bacterias que crecerán ahí. Además, se ha visto que, como media, lleva más de un año que una nueva dieta provoque cualquier cambio perceptible en la flora.

De aquellas cosas que alteran enormemente la vida bacteriana en el colon, los fármacos son las más potentes.

Tenemos, en especial, los antibióticos «de amplio espectro». Se ha visto que los animales tratados con antibióticos tienen unos niveles de colesterol en sangre más elevados. Aquellas bacterias que ayudan a controlar los niveles de colesterol son eliminadas por el fármaco. Estos medicamentos también pueden provocar la inflamación de la pared intestinal. Como norma general, los antibióticos causan estragos en la ecología intestinal y, si es posible, deberían evitarse. Además, hay una reacción inmunitaria que puede darse y en la que el organismo desarrolla una incapacidad de aprovechar el fármaco, dejando así fuera de alcance sus propiedades beneficiosas. Su uso excesivo hace que se desarrolle este síndrome y hace también que dejen de ser eficaces en muchos casos. La penicilina, en particular, es uno de los productos de los que se ha abusado mucho, y en un momento de gran necesidad podría resultar que careciera de efectividad para muchas personas.

¿QUÉ ES LO QUE CONSTITUYE UNA MALA FLORA INTESTINAL?

Aquellas cosas que más aborrece el hombre (las sustancias mórbidas) son las mismas cosas proporcionadas por bacterias que pueden vivir y que de hecho viven en el intestino de las personas. Yo creo que el predominio de las bacterias dañinas en el intestino de un estadounidense medio podría alcanzar hasta el 85 por 100.

Se considera que el rey de la corte es el *Bacillus coli* (también llamado *Escherichia coli)*, que es el que provoca las reacciones más nocivas. Hay muchos otros. La oportunidad de tener un huésped tal se ve facilitada en la actualidad debido a los hábitos alimenticios y a la calidad de los alimentos que consumimos.

Las flatulencias son provocadas, en gran medida, por estos organismos. Sus reacciones químicas son peligrosas para el bienestar del organismo. Estas sustancias son muy tóxicas. Cantidades muy pequeñas de compuestos concretos pueden provocar reacciones raras en el cuerpo.

Provocan falta de armonía en el organismo, ahuyentando la energía vital. Son peligrosos para los organismos vivos, que están ocupados constantemente descomponiendo tejidos y reorganizándolos.

El intestino medio proporciona un entorno ideal en el que estos organismos medran. Hemos proporcionado, sin querer, el caldo de cultivo en masa debido al estilo de vida que llevamos. Básicamente, la persona occidental ha adulterado tanto, mediante el uso de la tecnología, sus alimentos, que éstos ya no potencian a las bacterias beneficiosas, sino que alimentan a las destructivas.

El *Bacillus coli* prefiere un entorno alcalino, con proteínas para desayunar, almorzar y cenar. Un lugar oscuro, cálido y húmedo redondea su hábitat. Las proteínas no digeridas que llegan al colon son el alimento perfecto para estas bacterias: medran con ellas. De este modo lo que hacemos es, literalmente, alimentarlas y potenciar su crecimiento. La carne proporciona, en especial, este medio. Cuando se alcanzan estas condiciones, y esto es algo que no lleva mucho tiempo, estamos abriendo las puertas a invitados de este tipo. Pueden favorecer que surjan la mayoría de las enfermedades crónicas que conocemos. No son buenos inquilinos. Siempre están llevándose más de lo que les toca y nunca pagan el alquiler. No son fáciles de desalojar y frecuentemente le reclaman toda la casa a su propietario.

¿Cuál es la mejor forma de evitar estas cosas? Lo ideal sería que nunca nos metiéramos en esta situación. Nuestros padres deberían enseñarnos lo relativo a la higiene del intestino desde una edad temprana. Debería ser algo de conocimiento general, y nuestro gobierno debería ser responsable de ocuparse de que esto formase parte de nuestro sistema educativo. Aquellas prácticas y procesos que contribuyen a la degeneración deberían evitarse, y deberíamos reeducar a la población con respecto a aquellas que promueven tales maltratos.

Hasta que esta situación ideal no se consiga, debemos tratar el problema de la mejor forma que podamos de acuerdo con nuestras creencias y moralidad personales.

Podemos comenzar con una limpieza y regeneración total de los tejidos del cuerpo en la medida en la que este arte ha progresado.

Liberar el aferramiento de las sustancias tóxicas en el organismo no es tarea baladí. Implica trabajo y perseverancia, y la voluntad de desprenderse de lo viejo y abrazar lo nuevo.

El ayuno, las dietas de eliminación, los enemas normales, los enemas de colon (profundos), las hierbas, los masajes y todas las artes de curación intentan, de una forma u otra, hacer lo mismo: liberar al organismo de alguna sustancia no deseable, ya se trate de una actitud negativa, la espasticidad muscular o la acumulación de plomo: esas cosas que provocan una falta de armonía en el cuerpo.

La limpieza y regeneración del intestino es un elemento esencial en cualquier programa de curación duradero. Los desechos tóxicos deben eliminarse lo más rápido posible para detener la espiral descendente de una salud deteriorada.

La mejor forma de hacerlo es (1) eliminando la materia fecal acumulada del intestino; (2) cambiando la dieta, pasando así de un proceso productor de toxinas a uno propio de una dieta de eliminación y de limpieza y regeneración; (3) ayunando; (4) con el drenaje del colon mediante enemas o irrigaciones del colon (profundos); y (5) limpiando la mente de viejos patrones de hábitos. Esto suena como una orden demasiado grande como para encargarse de ella, pero no debería ser así en absoluto. Ir despacio pero seguro en la dirección adecuada es el principal ingrediente para el éxito. No intentes hacerlo todo al mismo tiempo. Demasiados cambios con excesiva rapidez provocan desorientación, que es una enfermedad que se conoce con el nombre de *shock* futuro.

La mejor forma de conseguirlo es rodeándote de la gente adecuada: gente que esté informada sobre estas cosas y que quiera, sinceramente, lo mejor para ti.

Una esposa o progenitor desagradable o poco colaborador puede suponer un gran obstáculo para el éxito. Puede que esto requiera de cambios muy profundos en tu vida. Mucha gente se rinde, en lugar de cambiar, y sufre las consecuencias de su decisión durante el resto de su vida.

Una vez que se haya purgado el entorno tóxico que había en el colon mediante la limpieza y regeneración y la eliminación, que se haya corregido la dieta y que todos los esfuerzos se hayan dirigido hacia el equilibrio, el cuerpo empezará a responder mediante una limpieza y regeneración más profunda de los tejidos. Las reacciones de eliminación provocadas por la limpieza y la regeneración, una nutrición adecuada y llena de vitalidad y un cambio de actitud son una parte vital del proceso de rejuvenecimiento.

A medida que este proceso avanza, la casa se está preparando para recibir a nuevos huéspedes. Lenta, pero ciertamente, la flora intestinal cambiará si cuenta con un apoyo constante. El entorno antaño alcalino, rico en proteínas y putrefacto cambiará para pasar a ser uno lleno de limpieza y regeneración y dulzura en el que reinará la paz y la armonía.

EN BUSCA DEL *LACTOBACILLUS ACIDOPHILUS*

A lo largo de la historia conocida, el hombre ha disfrutado de los beneficios de un alimento concreto conocido por sus cualidades beneficiosas para la salud. Proporciona, en parte, una sustancia para cada uno de los aspectos positivos para la salud humana. Proporciona resistencia, vitalidad, fuerza, una larga vida y alegría. Responde de forma maravillosa en el aparato digestivo, promoviendo todas las cualidades buenas de un intestino sano.

Este alimento es la leche acidificada. La acción de las bacterias sobre la leche provoca una reacción química que digiere las sustancias de ésta, y hace que sea un alimento ideal para el organismo humano. Las bacterias que causan esta reacción se conocen con el nombre de lactobacilos *(acidophilus, bulgaricus, brevis* y *salivarius)*. Hay otros, pero éstos son los más conocidos.

Se trata de bacterias beneficiosas para el cuerpo humano. Proporcionan muchas cualidades maravillosas para el organismo. En primer lugar, allá donde viven ellas, las del otro tipo (las perjudiciales) no lo hacen o no pueden hacerlo. El *Lactobacillus acidophilus* toma su nombre del hecho de que le encanta un entorno ácido. Un ambiente intestinal ácido es la mejor defensa de la que disponemos contra las bacterias perniciosas.

Cuando proporcionamos un entorno favorable al *Lactobacillus acidophilus* estamos, al mismo tiempo, eliminando el caldo de cultivo para el *Bacillus coli*.

Por lo tanto, en muchos aspectos, el proceso está encaminado a restablecer la población de *Lactobacillus acidophilus* presente de forma natural. Este estado del intestino es aquél del cual el hombre puede obtener su mejor estado de salud. Mantener este estado nos sitúa en el camino hacia una vida saludable y llena de vitalidad.

Cuando digo que queremos restablecer la población de *Lactobacillus acidophilus* presente de forma natural, me refiero a que este microorganismo se asienta normalmente al nacer.

En la leche materna hay una sustancia llamada calostro. Esta sustancia provoca el primer movimiento peristáltico en el intestino. Al ser el primer alimento que entra en el aparato digestivo, la leche materna da lugar a un entorno ácido en el colon. Esto se da debido a la lactosa, o azúcar de la leche, que alcanza el colon.

Cuando una madre amamanta a su bebé le está proporcionando el mejor comienzo en la vida y la mejor salud posibles. Las primeras bacterias que entran en el tracto digestivo de un bebé se asentarán al cabo de unas horas de su nacimiento. En este momento se ha tomado una decisión que influirá en el crecimiento del individuo durante toda su vida.

Si el entorno del colon es ácido, promovido esto por la leche materna, entonces el *Lactobacillus acidophilus* se asentará y medrará. Si resulta que el colon es alcalino o su pH es neutro, se potencian las posibilidades de que sea el *Bacillus coli* el que florezca.

La lactosa de la leche materna posee la singular cualidad de ser metabolizada lentamente por el organismo. Llega al colon todavía intacta y proporciona alimento a las bacterias *Lactobacillus acidophilus*.

Las fórmulas (leches maternizadas) distintas a la leche materna privan al colon de este alimento y, por lo tanto, preparan este escenario para que lo habite el *Bacillus coli,* lo que supone el comienzo de la enfermedad. Pregunta a tu alrededor y compara las enfermedades entre aquellos que fueron amamantados y aquellos que no.

Incluso aunque alguien haya tenido la suerte de iniciar su vida con esta bendición natural, esto no presupone que el colon vaya a seguir manteniéndose sano. Los arrasamientos pueden darse con bastante facilidad. Unos malos hábitos alimentarios provocarán la destrucción del entorno de los acidófilos. Los antibióticos también causarán grandes daños.

Las bacterias del género *Lactobacillus* mantienen una relación simbiótica con el cuerpo humano. Son buenas inquilinas, siempre pagan el alquiler por adelantado y hacen más de lo que les corresponde.

Cuando cuidamos adecuadamente del intestino, estamos proporcionando, automáticamente, una bienvenida a estas bacterias favorables dadoras de vida que son esenciales para la buena salud.

Entre otras cosas, proporcionan unos metabolitos nutricionales muy valiosos para que el cuerpo los use para la reconstrucción y para conservar la salud. Como ejemplos tenemos vitaminas del grupo B, enzimas y aminoácidos esenciales, y una mayor y mejor absorción del calcio, el fósforo y el magnesio. Son responsables de la síntesis de ciertas vitaminas. Mantienen un entorno desfavorable para el *Bacillus coli*. Contribuyen a que tengamos una buena salud de muchas formas de las que no somos conscientes todavía desde el punto de vista científico.

EL VALOR DEL ÁCIDO LÁCTICO

La leche, al ser secretada por primera vez de la ubre de una vaca sana o de otro animal lactante, es estéril, pero es invadida por bacterias casi al instante.

La leche es un buen medio para que crezcan todo tipo de bacterias: buenas y malas. Cualquier cambio que se dé en la leche después de su secreción es resultado de la acción bacteriana convirtiendo los nutrientes en otras sustancias. Si se pudiera evitar que las bacterias contaminaran la leche extraída de la ubre, permanecería dulce por siempre, pero esto es algo imposible.

John Harvey Kellogg llevó a cabo un experimento sorprendente que demostraba este hecho. Sumergió un pedazo de medio kilo de carne cruda ligeramente podrida en suero de leche. La leche se cambiaba a intervalos regulares. La carne permaneció perfectamente libre de descomposición durante unos veinte años.

Esto demuestra la eficacia de un medio ácido para inhibir a las bacterias causantes de la putrefacción y la descomposición.

La leche acidificada también recibe el nombre de *leche agria, leche fermentada, leche cuajada* y *cuajada de leche agria*. Los búlgaros la llaman *yogur,* los turcos *kéfir* y los rusos *matzone*.

Entre los bienes esenciales de algunos pueblos nómadas tenemos un nódulo de caseína (proteína de la leche) cuajada envuelto para evitar que se seque. Este nódulo de caseína se introduce en el odre que contiene la leche recién ordeñada y se le deja permanecer ahí hasta que la leche se agría. Entonces, el nódulo cuajado, que se ha rejuvenecido gracias a este proceso, es devuelto a su envoltorio. Mediante el uso de este proceso, el nómada sabe que su leche agriada no se pudrirá ni descompondrá. En este estado, la leche conserva su valor alimenticio hasta que es consumida.

En los últimos años, desde las investigaciones de Metchnikoff, la leche fermentada ha tenido una gran demanda y se ha usado ampliamente. Ha sido recetada para tener una mejor salud en general y para una amplia variedad de trastornos, especialmente aquéllos provocados por alteraciones intestinales y metabólicas.

Metchnikoff es, realmente, el padre de la leche fermentada actual. La popularizó y, como director del Instituto Pasteur de París, fomentó muchos estudios científicos sobre el valor curativo de la leche fermentada. Era un trabajador infatigable en lo tocante al asunto de la longevidad. Sus experimentos para la consecución de una mejor salud y una vida más larga atrajeron la atención a nivel mundial. Mantenía que la inmovilidad y la putrefacción en el intestino acortaban la vida y provocaban enfermedades, senilidad precoz y una muerte prematura, por lo cual recomendaba leche fermentada como el mejor neutralizador y antídoto.

Dedujo esto a partir del hecho de que los búlgaros, los turcos, los árabes, los judíos y otros pueblos adictos al consumo de leche fermentada como los ingleses lo son del té de las cinco, cuentan con más personas centenarias que cualquier otra nacionalidad. Los búlgaros cuentan con mil quinientos habitantes centenarios por millón. En Estados Unidos, sólo nueve de cada millón de personas alcanza esa edad. No hay duda del hecho de que esta gente consume mucha leche fermentada, y como contiene el valiosísimo ácido láctico y las proteínas modificadas, se puede considerar como un factor responsable de su longevidad. Pero, para que no lo olvidemos: ¿qué hay de su alimentos sobrios, de su forma de vida sencilla y de la exstencia que llevan al aire libre? ¿Acaso no son estos factores tan importantes, o incluso más, que la leche fermentada como causa de la longevidad?

Metchnikoff infirió que su longevidad se debía únicamente a la leche fermentada. Obtuvo un microbio, al que llamó *Bacillus bulgaricus,* de la bola de caseína que los búlgaros usaban para inducir la acidificación de la leche que acababan de ordeñar de sus rebaños, y vio que realmente inducía la acidificación de la leche, y muy rápidamente. Intentó implantar o asentar este *Bacillus bulgaricus* en el tracto intestinal de un hombre, para así inducir la formación de ácido láctico, y así acabar desplazando al microbio maligno que pudiera estar provocando la putrefacción, pero el experimento no tuvo éxito. El *Bacillus bulgaricus* es un parásito de la leche. Muchas bacterias producen ácido láctico, pero relativamente pocas crecen bien en el tracto alimentario.

El tiempo, la observación y la experimentación han demostrado que el *Bacillus bulgaricus* no es viable, lo que significa que cuando es ingerido no medra en el tracto gastrointestinal, sino que es digerido y destruido en el estómago y el intestino delgado y no alcanza el intestino grueso. No llega al colon, donde más se lo necesita. El *Bacillus bulgaricus,* tras ser ingerido, no aparece en las heces cuando las examinamos.

Se han dejado de usar los preparados de *Lactobacillus bulgaricus* porque contienen un microorganismo extraño para el tracto intestinal del hombre que es incapaz de implantarse en el intestino humano. Se han conservado los preparados de *Lactobacilus acidophilus* porque este organismo es capaz de asentarse, crecer y producir ácido láctico en el intestino del hombre.

La presencia de cualquier lactobacilo en las heces es la única prueba real de su valor como agentes curativos definitivos de los trastornos del colon, especialmente en el caso del estreñimiento. De las más de cien especies de lactobacilos, incluyendo el bacilo del yogur, el *Streptococcus lacticus,* el *Streptococcus thermophilus,* el *Lactobacillus adondolyticus,* el bacilo de Boas Oppler, el *Lactobacillus lopersici,* etc., ninguno puede medrar o implantarse en el intestino grueso excepto el *Lactobacillus acidophilus.*

Rahe llevó a cabo una investigación crítica sobre la implantación o asentamiento del *Lactobacillus bulgaricus.* Su trabajo tiende a mostrar que aunque se ingiera leche con *L. bulgaricus,* éste desaparece muy rápidamente tras abandonar la ingesta. Este investigador también señala un hecho muy significativo: que la diferencia entre el *L. bulgaricus* y ciertas bacterias formadoras de ácidos, que se sabe que se encuentran de forma normal en el intestino, es tan ligera que es muy difícil distinguirlas. Sugiere que la creencia, por parte de algunos investigadores, de que el *L. bulgaricus* se asienta en el intestino, fue provocada por su incapacidad de distinguir entre estos dos tipos de bacterias. Los únicos lactobacilos que pueden medrar e implantarse en el intestino grueso adulto son los *Lactobacillus acidophilus.*

El *Lactobacillus acidophilus* pertenece al grupo de los lactobacilos acidúricos, cuya distribución en la naturaleza es muy amplia. Este grupo de

DOCUMENTAL FOTOGRÁFICO

El doctor Bernard Jensen hizo, personalmente, todas las fotografías que aparecen aquí y que pertenecen a sus estudios clínicos.

En las siguientes páginas observarás los resultados realmente inusuales que hemos obtenido con el Programa Definitivo de Limpieza y Regeneración de los Tejidos. Nótese que estas imágenes no pertenecen, todas ellas, al mismo cuerpo, sino que representan evacuaciones de varias personas.

Si una imagen vale más que mil palabras, éstas cumplen ese dicho, ya que hablan por sí solas. No he conocido ningún otro método que pueda igualar, tan constante y concienzudamente, a éste en cuanto a los resultados. Es, verdaderamente, un gran avance en la batalla para superar la toxemia y la autointoxicación.

En las primeras tres páginas verás los resultados del programa de Limpieza y regeneración de siete días de duración revirtiendo un caso rebelde de ulceraciones en los pies y los tobillos. Para obtener más detalles, acude a la página 185, capítulo 9, paciente 1 de nuestros casos clínicos.

En las tres páginas, la primera foto se tomó el primer día del tratamiento y la tercera el séptimo día del programa de limpieza y regeneración. Los resultados son increíbles.

En las páginas siguientes, serás testigo de los sorprendentes materiales obtenidos con la irrigación con colemas. ¿Quién podría haber adivinado que podrían acumularse estas cosas en el interior del cuerpo humano? ¿Podrían ser, estas sustancias, la fuente de enfermedades, trastornos y una mala salud?

Este material acumulado oscilaba entre una consistencia gelatinosa y una dura como el caucho de un neumático; entre claro y negro como el alquitrán; entre fresco y mórbidamente viejo; entre fragmentos y tiras de entre 90 y 120 centímetros, y todas ellas con un olor como el de las cosas muy podridas.

Date cuenta del revestimiento mucoso adoptando la forma del intestino, lleno de haustras, estrías, estenosis y divertículos. Éste es un fenómeno realmente sorprendente. Nótese que estos especímenes no proceden todos del mismo organismo, sino que representan las materias obtenidas de varias personas mediante la irrigación.

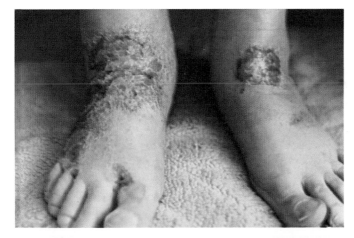

Día 1

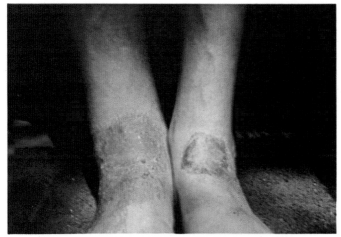

Día 4

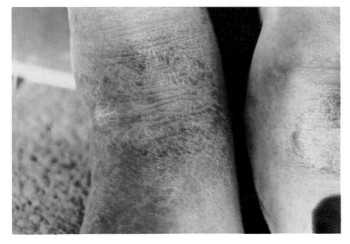

Día 7

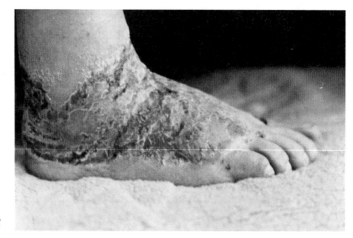

Día 1

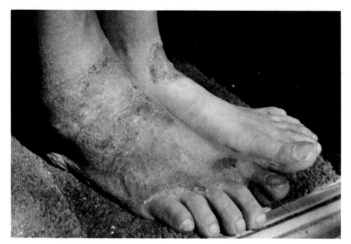

Día 4

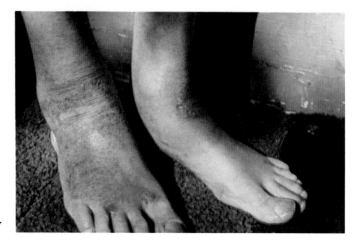

Día 7

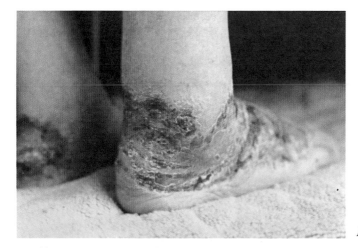

Día 1

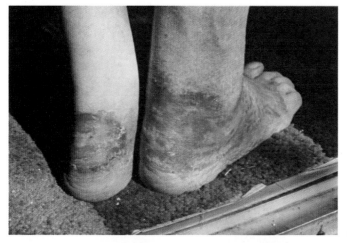

Día 4

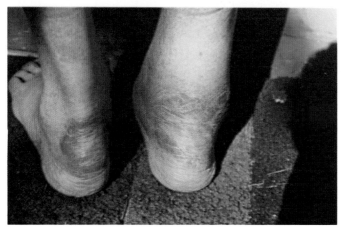

Día 7

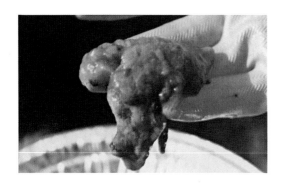

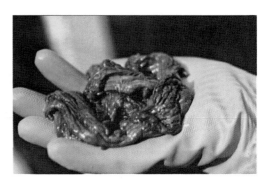

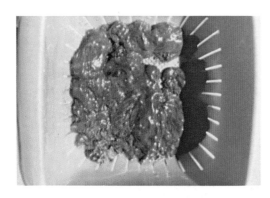

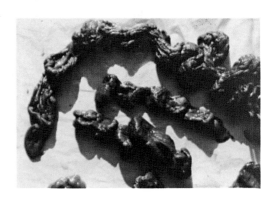

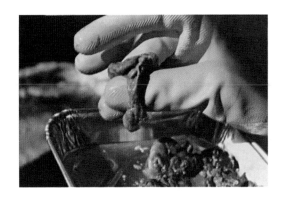

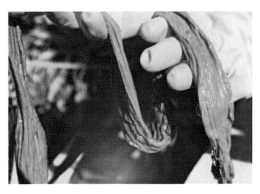

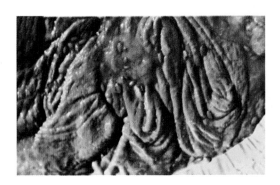

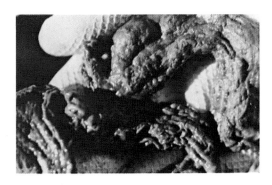

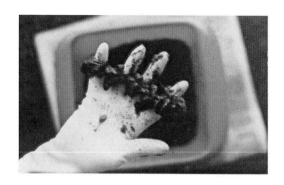

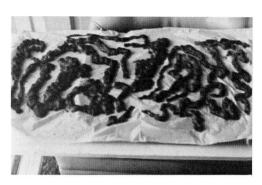

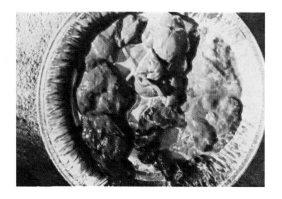

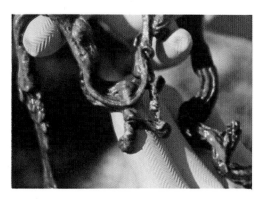

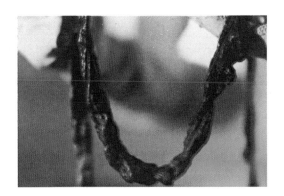

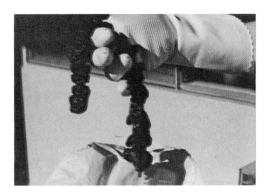

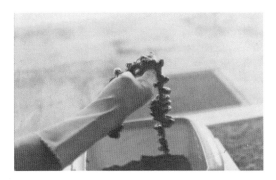

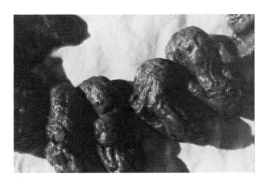

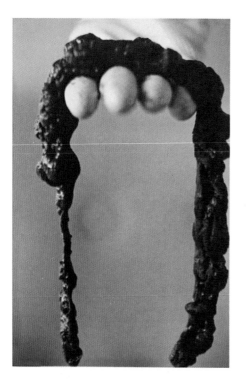
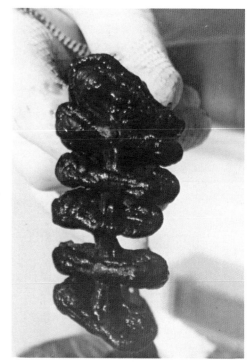
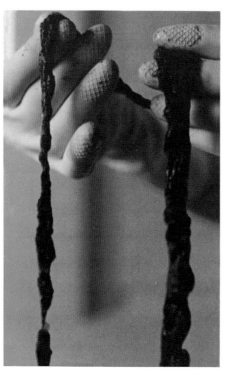
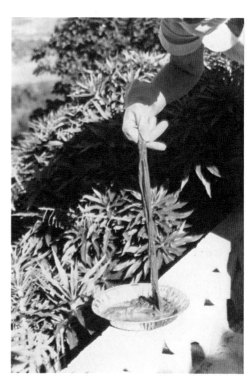

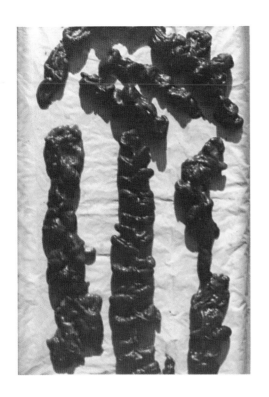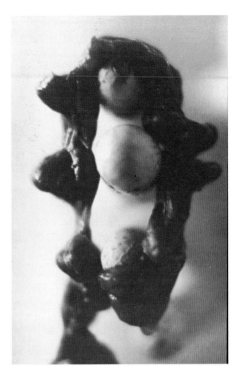
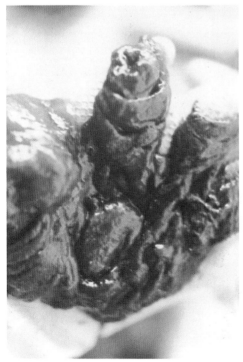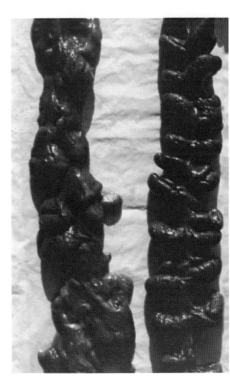

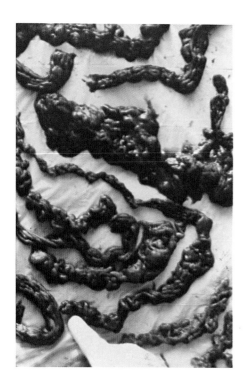
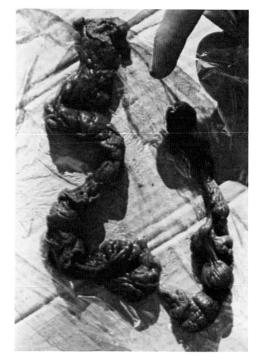
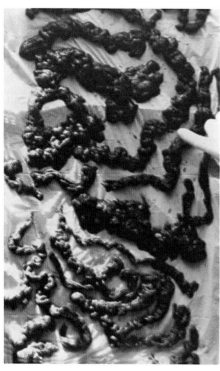
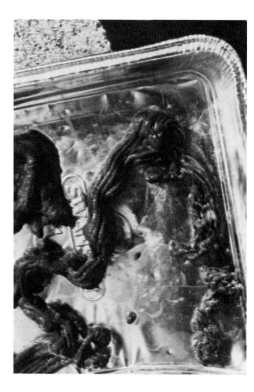

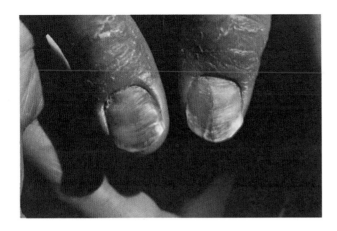

Psoriasis dolorosa en fase aguda.

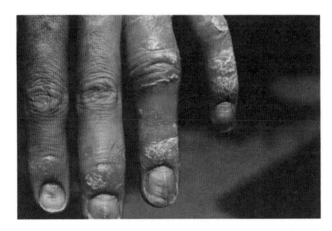

Los síntomas van disminuyendo tras el tratamiento de limpieza y regeneración de los tejidos.

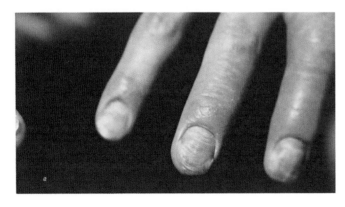

Curación y rejuvenecimiento tras la detoxificación.

La ley de la curación de Hering queda claramente ilustrada en las siguientes fotografías. Aquí podemos ver los resultados del tratamiento de limpieza y regeneración de los tejidos en combinación con un buen respaldo nutricional.

Este diabético insulinodependiente pudo mantener unos niveles más bajos de azúcar en sangre durante el período de la dieta de eliminación de toxinas tisulares tomando mucha menos insulina. Este paciente había padecido psoriasis durante los últimos siete años, diabetes durante los últimos cuatro años y artritis durante los últimos dos años.

Como podemos ver, la psoriasis está curándose, al igual que el resto de los síntomas. Los trastornos más recientes están desapareciendo más rápidamente, mientras que los más antiguos están disminuyendo más lentamente, como en «orden inverso».

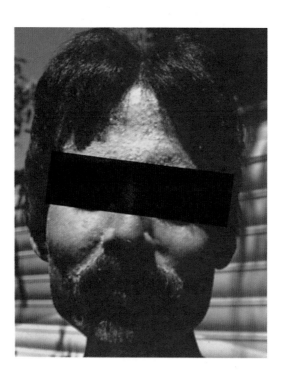

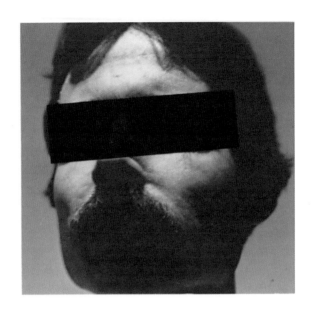

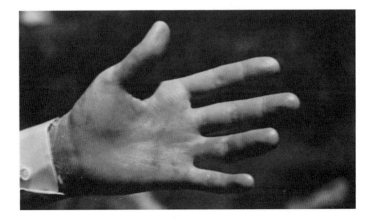

bacterias incluye muchas variedades de microorganismos relacionados entre sí. Los *Lactobacillus acidophilus* y los *Lactobacillus bifidus* se encuentran en el tracto gastrointestinal del hombre y los animales. El *Lactobacillus bulgaricus* suele encontrarse en el contenido intestinal de los vacunos. Frecuentemete está presente en los productos lácteos contaminados con la materia fecal de las vacas.

El *Lactobacillus bifidus* predomina en el colon de los niños. Los protege frente al desarrollo de muchas enfermedades infantiles y también los inmuniza frente a muchos trastornos, siempre que se los alimente con leche materna, ya que entonces, y como respuesta, el colon es normalmente ácido. Pero a medida que el niño crece y se dan cambios en su dieta, las proteínas aumentan a expensas de los carbohidratos y el azúcar (el azúcar de la leche). Como resultado de ello, bacterias dañinas (como el *Bacillus coli*, el *B. welchii*, el *B. putreficus*, el *Streptococcus fecalis*, etc.) empiezan a entrar en el colon. La putrefacción y la fermentación están ahora asentadas. Así pues, el material tóxico (indol, escatol, fenol, amoníaco, fenilsulfato, ptomaína, pirrol, cadaverina, isoamilamina, etilamina, hidroxifenil y otros venenos) se desarrolla en el intestino grueso.

En los últimos cincuenta años se han desarrollado varios métodos para cambiar la naturaleza de los gérmenes que viven en el intestino. La idea original de Metchnikoff de que el *Bacillus bulgaricus* era el habitante normal y de que su presencia era sinónima de una larga vida se ha cambiado para hacer hincapié en otro microbio llamado *B. acidophilus*.

Como ya se ha apuntado anteriormente, con la excepción del *Lactobacillus acidophilus,* el resto de las especies de lactobacilos no son viables: es decir, cuando se consumen o ingieren por vía oral, son digeridos y destruidos en el estómago y el intestino delgado y, por lo tanto, no alcanzan el colon o, si lo hacen, su número es insignificante. El *L. acidophilus* es un habitante normal del tracto intestinal, y bajo la influencia de la ingesta de lactosa o dextrinas puede hacerse que predomine entre la flora intestinal. La ingesta de leche con *L. acidophilus*, con o sin lactosa añadida, provoca la transformación de la flora intestinal con más rapidez, y generalmente se considera que es el método más lógico y práctico de conseguir la preponderancia de la especie *L. acidophilus* en el intestino. Mediante la administración de leche con *L. acidophilus,* la implantación de la proliferación de estos microorganismos en el tracto intestinal se consigue más rápidamente, ya que entonces se da el asentamiento de un elevado número de organismos viables. La lactosa de la leche induce la multiplicación de estos tipos de bacterias deseables.

Es necesario ingerir grandes cantidades de cultivos muy activos, y deben adoptarse medidas especiales para proporcionar al *B. acidophilus* los carbohidratos que necesita para un buen crecimiento cuando se encuentra en el colon.

El crecimieto del *Lactobacillus acidophilus* cuando se encuentra en el intestino grueso depende únicamente del almidón y el azúcar, pero mucho más del azúcar de la leche. Para modificar la flora intestinal es mejor seguir las siguientes normas.

Deberían tomarse, durante quince días, entre unos doscientos veinticinco y cuatrocientos cincuenta gramos de cultivo de *Lactobacillus acidophilus* en el que se disuelvan tres cucharadas soperas grandes de lactosa. Se ingerirá esto a diario, treinta minutos antes el desayuno, y durante el mismo período de tiempo se consumirán tres cucharadas soperas grandes de lactosa disueltas en cualquier tipo de zumo de fruta, leche, sopa, caldo o agua treinta minutos antes de la cena. Después de todo esto, deberían tomarse, cada mañana y durante quince días más, entre ciento diez y doscientos veinticinco gramos de cultivo de *Lactobacillus acidophilus* en el que habremos disuelto tres cucharadas soperas grandes de lactosa. La lactosa, no obstante, deberá seguirse tomando como antes. Tras esto, la cantidad de cultivo de *Lactobacillus acidophilus* puede reducirse a unos ciento diez gramos cada día durante quince días más. Durante el resto del tiempo, la ingesta de unos cincuenta y cinco gramos del cultivo de *Lactobacillus acidophilus* puede resultar suficiente para mantener la cantidad necesaria de *Lactobacillus acidophilus* presentes en el tracto del intestino grueso. Debemos recordar que la cantidad de lactosa necesaria a diario debería seguir siendo de unas tres cucharadas soperas, por la mañana y la noche.

Con respecto a la cantidad de tiempo durante la cual el cultivo de *Lactobacillus acidophilus* (junto con la lactosa) debería tomarse para conseguir los resultados deseados, depende de la gravedad del trastorno que estemos tratando. Sin embargo, puede que resulte necesario un período de entre cuatro y seis meses. Podemos tomarnos un período de reposo de unos tres meses y luego repetir el proceso en caso necesario. Es posible que la ingesta del cultivo de *Lactobacillus acidophilus* y los períodos de reposo tengan que continuar durante algún tiempo.

¿Cuándo se ve modificada la flora intestinal? La flora intestinal varía cuando las heces son blandas, frecuentes (tres veces diarias) y están libres de un olor rancio o pútrido. El examen por parte de un bacteriólogo debería dar un resultado de 80 positivo y 20 negativo, lo que significa un 80 por 100 de bacterias productoras de ácidos y un 20 por 100 de otras bacterias. En el caso de una flora intestinal mala, los porcentajes serán los contrarios (20-80). Por supuesto, el cambio desde un 20-80 (o guarismos peores) a un 40-60 o un 50-50 supone una clara mejora, pero esto no debería considerarse satisfactorio en absoluto. Los antiguos problemas pueden persistir, quizás un tanto modificados; pero cuando el cambio alcance el 75-25, será evidente una mejora notable, y cuanto más completo sea el cambio de la flora, más categórico será el cambio a mejor en los síntomas del paciente.

Las ventajas de la regularidad del uso del *Lactobacillus acidophilus* junto con la mezcla de lactosa son obvios. Pese a ello, no se trata de una panacea, aunque podríamos vernos tentados a decir que debería usarse no sólo cuando las enfermedades ya han hecho su incursión, sino más bien como preventivo de la enfermedad.

Algunas sugerencias más sobre la terapia con *Lactobacillus acidophilus*: para que el cultivo sea eficaz, debe contener por lo menos doscientos millones de *Lactobacillus acidophilus* por centímetro cúbico. Aunque la experiencia de los médicos es que el tratamiento con *Lactobacillus acidophilus* tiene que tomarse en grandes dosis para ser eficaz, hay casos en los que dosis diarias de tan sólo ciento diez gramos han resultado ser satisfactorias cuando se mezclaron con cantidades equivalentes de lactosa.

En alrededor del 75-80 por 100 de los casos de estreñimiento no complicado, la terapia con *Lactobacillus acidophilus* ha proporcionado unos resultados uniformes y buenos.

El cultivo de *Lactobacillus acidophilus* debería usarse antes de alcanzar la fecha de caducidad marcada en la botella.[2]

2. Ferri, N. A. (médico jefe): *The intestinal flora in constipation.* Modern Health Foundation, Chicago (Illinois), 1945.

LA FLORA INTESTINAL

Las investigaciones actuales sobre la flora intestinal del tracto digestivo humano han revelado una información nueva y valiosa para las personas que buscan cuidar de su salud. (*Véase* la bibliografía para conocer lecturas adicionales).

El doctor Paul Gyorgy (el descubridor de la vitamina B6), del Instituto de Nutrición de la Academia de Ciencias Médicas de la Unión Soviética, ha determinado que el principal componente de la flora intestinal del hombre es el *Lactobacillus bifidus*. Esta bacteria se asienta con presteza en el intestino de los recién nacidos alimentados con leche materna. Es el *Lactobacillus bifidus* el microorganismo que se encuentra en el pezón de las madres lactantes. Investigaciones muy alentadoras realizadas en la URSS y en Alemania han demostrado las cualidades rejuvenecedoras de esta bacteria cuando está bien asentada en el colon.

Hay muchas marcas de *Lactobacillus bifidus* disponibles en las tiendas de alimentos saludables en forma de tabletas, cápsulas o líquidos. Recomendamos la forma líquida, pero se puede reemplazar por la que prefieras.

Un programa que utilice estas bacterias siguiendo las instrucciones explicadas anteriormente debería generar unos resultados alentadores para aquellos que sufran de una carencia de una flora intestinal adecuada.

Todos deberíamos reaprovisionarnos abundantemente de cultivos de *Lactobacillus acidophilus*, que podemos adquirir en cualquier tienda de alimentos saludables. Recomiendo la ingesta de este cultivo independientemente de si has seguido tratamientos con colemas (una terapia intermedia entre un enema normal y un enema profundo de colon) o no. Sin embargo, *se recomienda encarecidamente que se tomen después de los tratamientos a base de colemas.*

CAPÍTULO 7

MÉTODOS Y TÉCNICAS NATURALES PARA LA MEJORA DEL INTESTINO

UN ENFOQUE HOLÍSTICO

Hay muchos agentes detoxificadores que pueden ser de utilidad en distintas circunstancias, pero tenemos que enfocar la detoxificación desde una perspectiva que incluya todo el cuerpo. Debemos hacer más que, simplemente, cuidar del intestino o el hígado. Debemos disponer del equilibrio químico correcto para el cuerpo. No es suficiente con usar un fármaco para proporcionar un estímulo químico que conduzca al cuerpo a trabajar adecuadamente.

En lugar de ello, debemos reparar, reconstruir y regenerar el organismo a medida que avancemos. La respiración adecuada es importante para llevar oxígeno a los órganos y tejidos del organismo. El ejercicio es bueno para que la sangre y la linfa circulen, pero demasiado ejercicio en un cuerpo cargado de sustancias tóxicas no hace sino remover unas aguas llenas de cieno.

El drenaje linfático es importante. El drenaje puede incrementarse mediante el uso de protomorfógenos o de sustancias procedentes de hierbas, como infusiones de violeta azul. Sin embargo, estimular un mayor drenaje linfático no es suficiente para eliminar las toxinas que puedan estar vertiéndose en el sistema linfático a través de un intestino estancado que albergue cinco o seis comidas antes de que se dé una defecación, o de una bolsa intestinal que contenga una masa de material pútrido que se esté reabsorbiendo hacia el interior del organismo. Reducimos el poder, dado por Dios, de nuestro cuerpo cuando el intestino no evacúa dieciocho horas después de cada comida.

En lugar de volver a exponer obras que he escrito en el pasado, sería beneficioso para el lector que estudiara algunos de mis libros anteriores. Éstos proporcionan una buena base para el trabajo que expongo aquí.

Por ejemplo, si realmente quieres saber cómo ocuparte de la colitis deberías saber cosas sobre las ensaladas licuadas. Permiten aportar fibra al intestino en forma líquida, que es más fácil de digerir. Lamentablemente, la gente no mastica lo suficientemente bien (hay personas que llevan dentadura postiza o a las que les faltan dientes, lo que hace que la masticación resulte difícil) y otros son simplemente perezosos. Las ensaladas licuadas son una forma excelente de hacer que la comida quede reducida a un tamaño fácil de asimilar. El libro *Blending magic* nos enseña cómo preparar alimentos deliciosos que conservan todo su contenido en enzimas y nutrientes.

El libro *Doctor/patient handbook* describe el proceso de inversión y las formas de cuidar del colon mediante ese proceso.

Nature has a remedy es un libro que se ocupa de las formas de desarrollar el cuerpo de forma holística mediante el uso de hierbas, la luz del sol, el aire fresco, el agua y la actitud mental adecuada. Cuando cuidamos de todo el cuerpo con estos remedios naturales que Dios nos ha dado, cada tejido y sistema del organismo se revitaliza.

A new lifestyle for health and happiness proporciona un programa completo para alinear el cuerpo, la mente y el espíritu con la buena vida. Está repleto de menús, el control de la dieta y análisis de autoevaluación completos.

En un programa eficaz para el control y el tratamiento del intestino, deberemos beber por lo menos tres vasos de líquido cada mañana antes de tomar el desayuno. Ten presente que el agua fría se detendrá en el estómago, pero que el agua templada o caliente pasarán directamente al intestino. Si queremos embarcarnos en un programa de eliminación, podemos usar el agua de arcilla con fibra Velco 77 o 79. Sigue las indicaciones y tómala tres veces al día con las comidas a lo largo de un período de treinta días. Puedes añadir más zumo a tu dieta durante ese período, y siempre deberías tomar zumo después del agua de arcilla con fibra. Si es posible, sométete a algo de evacuación extra del intestino mediante la aplicación de enemas, quizás usando agua de arcilla y café en lugar de simple agua. Éste es un tipo de programa de eliminación que puedes usar mientras sigues desempeñando tu empleo habitual.

Hay otras formas de ayudar al intestino, y he mencionado el ocuparse de las actitudes mentales, además de los trastornos del cuerpo. Ambos son muy importantes.

LOS BENEFICIOS DE LAS TABLETAS DE ALFALFA

La segunda cosa en la que hago hincapié en el programa de control y tratamiento del intestino es en tomar cuatro tabletas de alfalfa con cada comida. Por lo que a mí respecta, esto es casi una panacea. Algunos profesionales de la salud podrían pensar que estoy exagerando un poco, pero quiero decirte que las tabletas de alfalfa proporcionan un volumen natural excelente en forma de fibra, y mediante la estimulación del intestino para trabajar frente a la fibra empezamos a compensar la debilidad inherente haciendo que se desarrolle un mejor tono muscular. El zumo no resulta adecuado para conseguir esto, ya que es necesaria la pulpa o fibra. Algunos dirán que debes tomar las tabletas de alfalfa junto con una cantidad adicional de clorofila, pero yo no creo que esto resulte necesario, ya que las tableas de alfalfa ya contienen clorofila. La clorofila es un gran desodorante, un gran potenciador, un gran neutralizador de ácidos y uno de los mejores alimentos para nutrir a los *Lactobacillus acidophilus*. Yo uso tabletas de alfalfa principalmente para acceder a las bolsas intestinales. Estoy convencido de que este enfoque es correcto, ya que desde que he empezado a usarlas he observado más signos de curación relacionados con el intestino en mis análisis de iridología que con cualquier otra cosa que haya utilizado. Por supuesto, estoy reactivando una tarea que se realiza de forma rutinaria y tediosa: estoy reactivando a un intestino perezoso.

Puede que ahora nos encontremos con algunos pequeños problemas. Puede que haya más gases, más alteraciones; y cuando tenemos más gases, ¿qué podemos hacer? Debemos neutralizarlos, por lo que sugiero añadir un buen digestivo. Éste debería ser un digestivo completo que se ocupe de los almidones, los azúcares y las proteínas. Se elabora a partir de sustancia pancreática y un poco de betaína clorhidrato. Es un buen digestivo general, pero puede que los vegetarianos prefieran usar los digestivos herbales disponibles. En el caso de los vegetarianos recomendamos una sustancia llamada D&F, abreviatura de digestión y flatulencias (gases), ya que puede que empecemos a removerlos cuando lleguemos a las bolsas intestinales.

Sé de pacientes que empezaron sus dietas e informaron de que tenían más gases que nunca. Esto es de esperar a veces. Algunas personas prácticamente viven a base de café y dónuts, y se encuentran con que no tienen flatulencias, pero están agotadas. No tienen energía. Tenemos que empezar a prepararnos a lo largo de este período inicial de regeneración (este período de creación de tejido nuevo) antes de que nuestro aparato digestivo se normalice.

Una cierta cantidad de gases en normal en la persona media. No creo que nadie tenga un intestino perfecto. Creo que cualquiera produce algo de gas, y todo agricultor sabe que cuando se le da mucha alfalfa fresca a un caballo, éste tiene más flatulencias de lo normal. ¿Está empeorando ese caballo? No, se encuentra mejor. Vemos que su intestino está mejor. Por eso creo que las tabletas de alfalfa y el digestivo son muy importantes. Vemos que el cultivo de *Lactobacillus acidophilus* tomado por la mañana y por la noche es una forma excelente de que se desarrollen bacterias beneficiosas en el intestino.

En el Sanatorio Battle Creek, los investigadores encontraron que la carne era muy nociva para el intestino porque es muy putrefactiva. Lo mejor es reducir la carne en la dieta al mínimo e incrementar la ingesta de verduras. Más verduras te ayudarán a que se desarrollen las bacterias *Lactobacillus acidophilus*. El chocolate, el té (no las infusiones), el azúcar refinado y el café destruyen los *Lactobacillus acidophilus*, por lo que debemos eliminar o reducir el consumo de tales sustancias. Un programa exitoso de control y tratamiento del intestino requiere que sigamos un camino diferente.

Al seguir un programa para el intestino, existen algunos ejercicios correctivos excelentes. Hay un ejercicio que podemos usar en la tabla inclinada que implica un golpeo vigoroso en el abdomen mientras estiramos la parte superior del torso de un lado a otro. Este ejercicio desplaza suavemente el intestino hacia abajo, en dirección hacia los hombros, mientras estamos cabeza abajo sobre la tabla. Estoy interesado en que el intestino adquiera la posición adecuada. Creo que hemos estado llenando el intestino a rebosar. Por lo tanto, debemos ponernos a trabajar en él. Pedalear mientras estamos cabeza abajo sobre la tabla inclinada es un ejercicio maravilloso. Si quieres hacer otro tipo de ejercicio, túmbate y toma una pelota de goma o de tenis y hazla rodar, formando círculos, alrededor de tu abdomen. La superficie redondeada de la pelota llegará hasta el intestino y le proporcionara un ejercicio interno en mayor medida que si frotáramos sólo el exterior. Hay otros ejercicios para elevar el abdomen y hacer que el prolapso recupere su posición correcta.

EJERCICIOS CON LA TABLA INCLINADA
(Para los prolapsos y la regeneración de los centros nerviosos vitales del cerebro)

Cuando hay una falta de tono en los músculos, podemos esperar el prolapso de los órganos abdominales. El corazón, carente de tono, no puede hacer que la sangre circule correctamente por el organismo. Del mismo modo, las arterias y las venas no pueden contraerse para ayudar al cuerpo a combatir la fuerza de la gravedad y llegar a los tejidos cerebrales.

Hay algunas personas que, aparentemente, lo han probado todo para ponerse bien y que siguen encontrándose con que sus órganos no funcionan a su plena capacidad. Mucha gente no es consciente de que la fuerza estimuladora de todos los órganos del cuerpo procede del cerebro. Las personas cuyo trabajo requiere que estén sentadas o de pie continuamente, son incapaces de hacer que la sangre llegue a los tejidos cerebrales porque los órganos fatigados no pueden hacer que la sangre ascienda. Si les negamos a los tejidos cerebrales una buena sangre en la cantidad adecuada, cada órgano del cuerpo acabará sufriendo.

El corazón inicia su actividad gracias al cerebro, y continúa con su bombeo incesante gracias a éste. Ningún órgano puede funcionar sin el cerebro. Atribuyo el éxito de mi trabajo de curación al hecho de que reconozco claramente que el cerebro debe ser alimentado correctamente. Los ejercicios en la tabla inclinada son absolutamente necesarios para recuperar una salud perfecta.

NOTA DE ADVERTENCIA

Hay muchos casos en los que la tabla inclinada está contraindicada. En la mayoría de los casos, lo mejor es obtener el consejo de un profesional, ya que hay gente que ha tenido experiencias desagradables debido al hecho de que ha empezado con un programa demasiado extenuante. Si no has ejercitado mucho los músculos abdominales, es mejor tomarse estos ejercicios con calma e ir incrementándolos lentamente a medida que vayas estando más fuerte.

No uses la tabla en caso de tener la presión sanguínea alta, hemorragias, problemas debidos a la tuberculosis, cáncer en la cavidad pélvica, apendicitis, úlceras en el estómago o los intestinos o si estás embarazada, a no ser que sea bajo la supervisión de un médico.

Los ejercicios con la tabla inclinada son prácticamente iguales que cualquier otro ejercicio en el que estemos tumbados. El ejercicio más importante consiste en sujetarse a los lados de la tabla llevando las rodillas hacia el pecho. Esto desplaza todos los órganos hacia arriba, hacia los hombros. Mientras te encuentras en esta posición, gira la cabeza de un lado a otro y en todas direcciones, usando así la fuerza extra para hacer que la sangre circule hacia zonas congestionadas de la cabeza, desplazando especialmente el estómago y los órganos abdominales hacia arriba, hacia el pecho, mientras contienes la respiración.

Los ejercicios con la tabla inclinada son especialmente buenos en caso de inflamaciones y congestiones por encima de los hombros, como los problemas en los senos paranasales o en los ojos, la caída de cabello, el eccema en la cabeza, trastornos en los oídos y alteraciones similares. El ejercicio con la tabla inclinada es necesario y ha ayudado, más que ningún otro tratamiento, en los casos de problemas cardíacos, fatiga, mareos, mala memoria y parálisis. La persona media debería colocar el extremo para los pies de la tabla a la altura de una silla para llevar a cabo todos los ejercicios, pero si te mareas al principio, no deberías elevar tanto el extremo de la tabla correspondiente a los pies. Haz ejercicio sólo cinco minutos al día. Ve incrementando gradualmente el tiempo que pasas sobre la tabla. El paciente medio debería estirarse sobre la tabla diez minutos a las tres de la tarde y una vez más justo antes de irse a dormir. Al retirarte de la tabla, eleva las nalgas para permitir que los órganos retornen a su posición normal.

EJERCICIOS RECOMENDADOS

(Usa unas cintas para los tobillos mientras haces los siguientes ejercicios)

(Los ejercicios numerados se corresponden con las ilustraciones)

1. Estírate completamente, permitiendo que la fuerza de la gravedad ayude a los órganos abdominales a adoptar su posición. Para obtener unos mejores resultados estírate sobre la tabla por lo menos diez minutos.

2. Mientras estás tumbado en decúbito supino, estira el abdomen situando los brazos por encima de la cabeza. Lleva los brazos por encima de la cabeza entre diez y quince veces: esto estirará los músculos abdominales y desplazará el abdomen hacia abajo, hacia los hombros.

3. Desplaza los órganos abdominales hacia los hombros mientras aguantas la respiración. Mueve los órganos en uno y otro sentido desplazándolos hacia arriba mediante la contracción de los músculos abdominales, y luego permitiéndolos descender hasta una posición relajada. Haz esto entre diez y quince veces.

4. Golpea firmemente tu abdomen con las palmas de las manos abiertas. Apóyate sobre un lado y luego sobre el otro, palmeando el lado estirado. Palmea cada lado entre diez y quince veces. Eleva el cuerpo y llévalo a una posición como si estuvieras sentado, usando los músculos abdominales. Vuelve a la postura estirada. Haz esto tres o cuatro veces, si es posible. Hazlo sólo si tu médico te lo recomienda.

AGÁRRATE A LAS ASAS, CON LOS PIES NO SUJETOS A LAS CINTAS, MIENTRAS HACES LOS SIGUIENTES EJERCICIOS:

5 Flexiona las rodillas y las piernas a la altura de las caderas. Mientras estás en esta postura: (a) gira la cabeza de un lado a otro cinco o seis veces; (b) eleva ligeramente la cabeza y hazla girar formando círculos tres o cuatro veces.

6. Eleva las piernas hasta que queden verticales y hazlas rotar hacia fuera formando círculos ocho o diez veces. Incrementa hasta veinticinco veces tras una o dos semanas haciendo este ejercicio.

7. Eleva las piernas hasta que queden verticales y luego hazlas descender lentamente hacia la tabla. Repítelo tres o cuatro veces.

8. Pedalea con las piernas en el aire entre quince y veinticinco veces. Relájate y reposa, dejando que la sangre circule en la cabeza durante unos diez minutos.

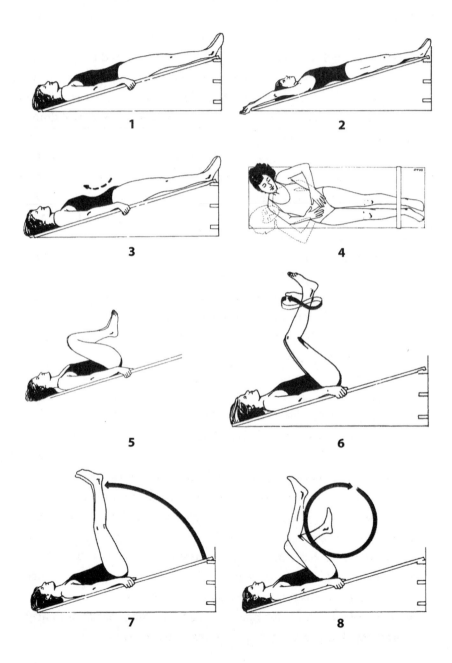

RÉGIMEN DE ELIMINACIÓN DE ONCE DÍAS DE DURACIÓN

Hay muchos regímenes de eliminación, y todos consiguen, más o menos, los mismos resultados mediante el hecho de que se le proporciona al organismo menos comida, alimentos más sencillos y combinaciones más sencillas, y alimentos más acuosos, de modo que pueda darse una mayor transición en las células del organismo.

Este régimen de eliminación de once días de duración pueden usarlo la mayoría de las personas sanas y aquellas que quieran superar el trastorno físico medio. No obstante, aquellos que estén débiles o carezcan de fuerza, no deberían seguir este plan durante los once días sin supervisión. Aquellos que padezcan tuberculosis deberían disponer de supervisión y ayuda.

La variación en lo que respecta al tiempo y la forma en que se deben tomar los alimentos debe ajustarse para adaptarse al caso clínico del paciente. Por ejemplo, podemos tomar frutas, verduras y caldos durante un día; o simplemente fruta durante un día; o tomar sólo verduras durante uno, dos o tres días.

Las verduras, consumidas en forma de caldos, ligeramente cocidas al vapor o en forma de ensaladas, son una rutina más segura para el principiante medio que los cítricos.

Se debería tomar un baño caliente cada noche durante este régimen/dieta. Podemos usar enemas los primeros cuatro o cinco días, para luego reemplazarlos por las defecaciones naturales. Durante los tres primeros días no deberíamos ingerir más que agua y zumos de frutas, preferiblemente de pomelo. Bebe un vaso de zumo cada cuatro horas. Los siguientes dos días consume sólo fruta, como uvas, melón, tomates, peras, melocotones, ciruelas; fruta seca, como ciruelas pasas, higos secos u orejones de melocotón dejados en remojo durante la noche o manzana cocida (compota).

Durante los seis días siguientes, el desayuno debería consistir en cítricos. Entre el desayuno y el almuerzo consumiremos cualquier otro tipo de fruta. En el almuerzo toma una ensalada formada por entre tres y seis tipos de verduras y dos tazas de Caldo Vital. Si tienes hambre entre comidas, puedes tomar fruta o zumos de fruta. La cena debería consistir en dos o tres verduras cocidas al vapor y dos tazas de Caldo Vital. Si lo deseas, puedes tomar zumos de fruta antes de irte a dormir.

Es absolutamente necesario que cualquiera que quiera recuperar la salud siga la dieta al pie de la letra. Come abundantemente, pero no hasta quedar saciado.

Receta del Caldo Vital:

Dos tazas del extremo superior de zanahorias; un diente de ajo; dos tazas de pieles de patatas (de aproximadamente un centímetro de grosor); dos tazas de la parte superior (verde) de remolachas; dos tazas de la zona superior de apios; tres tazas de tallos de apio; dos litros de agua; una cucharada sopera de aderezo para caldo de verduras. Añade una zanahoria y una cebolla (ralladas o picadas) para dar sabor, si así lo deseas.

Los ingredientes deberían picarse finos. Lleva a ebullición a fuego bajo. Deja hervir a fuego lento durante veinte minutos. Usa el caldo sólo después de colarlo.

Cuando hayas completado el régimen expuesto, vuelve al «Régimen de Alimentación de Salud con Armonía» del doctor Jensen.

El régimen de eliminación mencionado debería seguirse siempre que una persona abandone los viejos hábitos de vida y empiece a vivir de forma correcta. Como norma, es bueno seguir el régimen de eliminación en todos y cada uno de los siguientes casos: como limpiador general dos o tres veces al año; en momentos de crisis; cuando se desee perder peso; cuando las caderas se vuelvan demasiado anchas; cuando las articulaciones estén agarrotadas; cuando la piel sufra erupciones o cuando padezcamos estreñimiento.

LA DIETA MAESTRA DE ELIMINACIÓN DE LA CLOROFILA

Ésta es una dieta que consiste, simplemente, en agua (preferiblemente agua destilada) y en una cucharada de postre de clorofila por cada vaso de agua cada tres horas. También puedes tomar zumo de verduras, pero ésta es una dieta en la que estamos añadiendo hierro, captando así todo el oxígeno posible mientras respiramos y quemamos los desechos tóxicos utilizando el hierro presente en la clorofila líquida. Ésta suele obtenerse como extracto a partir de las hojas de alfalfa, que es uno de los productos más ricos en potasio y hierro, y atraerá el oxígeno hacia el organismo. Hacer esto durante tres o cuatro días supone una maravillosa dieta de preeliminación antes de un ayuno o de cualquier otro tipo de dieta. Creo que ésta tiene que ser la dieta maestra de limpieza y regeneración ante cualquier trastorno catarral. Nos encontramos con que el catarro se elimina mejor del organismo ante la presencia de verduras.

DIETA DE ELIMINACIÓN DE LA SANDÍA

Hay ocasiones, durante la temporada de la sandía, en la que podemos usar este alimento como buena dieta de eliminación. Consumir sandía durante tres, cuatro o cinco días es maravilloso para ayudar a que los riñones eliminen, es un diurético. Nos encontramos con que ayuda a expulsar buena parte de los desechos del colon, y el agua extra capta sustancias tóxicas y las expulsa del organismo.

AYUNO UN DÍA POR SEMANA

Con un régimen de ayuno un día por semana puedes consumir zumo o fruta durante esa jornada. A mucha gente le gusta hacer esto un día por semana, pero debes reposar. No puedes esperar obtener las cosas positivas aportadas por un reposo sin alimento si usas toda tu energía y te dejas vacío de ella trabajando durante el día en que no comas.

AYUNO

El ayuno es la forma más rápida de provocar la eliminación en el organismo y de expulsar las sustancias tóxicas del cuerpo. Esto se lleva a cabo mediante el reposo absoluto (físico, psicológico y psíquico).

Mientras dejamos al cuerpo descansar, éste desarrolla tono y vitalidad, y más de lo que resulta posible mediante ningún otro procedimiento. Creo que el reposo es una cura porque nos proporciona la vitalidad que necesitamos para expulsar las sustancias tóxicas y eliminar los desechos que se han acumulado a lo largo de los años. Podemos, literalmente, deshacernos de las acumulaciones de tóxicos mediante un ayuno. Nos encontramos con que hay muchas formas de ayunar. Creo que la mejor forma consiste en beber medio vaso de agua cada hora y media a lo largo del día. Si es un día caluroso puede que necesites más agua, y eso está bien, ya que sudarás más. Asegúrate de no dar grandes sorbos de agua de cada vez. El agua debería estar fresca, pero no fría.

Aplícate enemas a diario durante los primeros días, y luego redúcelos a un día de cada dos, o de cada tres o cuatro, dependiendo del período de tiempo durante el que ayunes. Mientras ayunes deberías descansar tanto como puedas. Si haces senderismo o caminas, hazlo en terreno llano. No hagas nada que te lleve a cansarte. Esto es importante cuando se está ayunando.

AYUNO CON ZUMOS

No creo que haya ningún zumo natural que lo cure todo, pero sí que creo que el reposo que le proporciones a tu organismo te dará la oportunidad de revertir la enfermedad y recuperar la salud. Es el descanso de la comida y la dieta sencilla los que surtirán el efecto. La falta de demasiadas mezclas de alimentos y una menor exigencia con nuestros sistemas digestivo y excretor nos ayudarán a superar la enfermedad.

La dieta del zumo de naranja implica tomar un vaso de este líquido cada tres horas, o con más frecuencia si así lo deseas. Puedes hacer esto durante diez días, veinte días o incluso más tiempo. Tuve a un paciente que tomó zumo de zanahoria durante todo un año. ¡Eso es mucho tiempo! Esta persona vivía en Monrovia y padecía un trastorno extremo en el intestino, pero gracias al zumo de zanahoria se libró de él.

El doctor Kirschner, que escribió el libro sobre la terapia con zumos, vino aquí a comentar el caso de este hombre porque averiguó que yo le había mantenido a base de zumos durante tanto tiempo. Ese hombre eliminaba continuamente moco y catarro por el intestino. Era casi increíble lo que expulsó (a veces era de color negro). Esto no era más que material tóxico acumulado que necesitaba expulsar.

Al romper el ayuno, si tomas agua durante cinco, seis o siete días, luego pasa a tomar zumos durante uno o dos días, ya sean de verduras o de frutas. Toma un vaso de un cuarto de litro cada tres horas. Ya has eliminado los enemas hace uno o dos días y ahora estás empezando a trabajar en pos de unas buenas defecaciones.

Después de los dos días tomando zumos, empieza, a primera hora de la mañana del tercer día, a comer naranjas cortadas en rodajas o peladas. La fibra de una naranja es, probablemente, una de las mejores cosas para el intestino. Si no quieres comer naranjas, puedes tomar zanahoria rallada fina que hayas cocido al vapor o hervido durante un minuto. Esto ayuda a eliminar las sustancias tóxicas. Puedes tomar esto para desayunar y almorzar. Luego, para cenar, puedes empezar con una pequeña ensalada.

Bebe un vaso de zumo a las 10:00 h y luego otro a las 15:00 h.

Al día siguiente puedes comer fruta fresca junto con zumo para desayunar. Toma zumo a las 10:00 h. Para almorzar puedes comer una ensalada pequeña y zumo. Toma otro vaso de zumo a las 15:00 h.

En la cena puedes consumir una ensalada, una verdura cocinada y zumo.

Al día siguiente puedes comer lo mismo que el día anterior, excepto porque puedes tomar, si lo deseas, una verdura extra a mediodía y de nuevo por la noche. También puedes comer un huevo o una cucharada sopera de mantequilla de nueces para desayunar.

Al día siguiente empezarás con la Dieta Regular del doctor Jensen, pero sin almidones.

El día posterior puedes consumir tanto almidones como proteínas en tu dieta.

Nota

Aquí tienes algo sencillo para recordar cuando pienses en las necesidades básicas para un buen control y tratamiento del intestino. Tu alimento debería, de algún modo, contribuir a la FLH en el intestino. FLH son las iniciales de fibra, lubricación y humedad. Estos tres elementos se combinan para proporcionar un entorno ideal para el intestino. La fibra genera la masa o volumen que asegura una buena evacuación. La lubricación hace que la materia avance con facilidad a lo largo de todo el tubo digestivo hasta llegar al ano. La humedad evita que las heces se sequen y que se desarrolle el estreñimiento. Si un alimento concreto no contribuye a generar una buena FLH, entonces no lo consumas.

UVAS

Casi dos kilos de uvas por día es una buena cantidad para una dieta a base de uvas, y deberías consumir prácticamente medio kilo, más o menos, cada tres horas. Estas uvas deberían ser del tipo que tienen pepitas, ya que éstas son el tipo de uvas más llenas de vitalidad de todas. Los hombres hemos pasado a consumir demasiados alimentos híbridos. Aquellos alimentos que nos fueron aportados en el principio de los tiempos son los alimentos que contienen muchas semillas. Son alimentos llenos de vitalidad. Por lo tanto, creo que las uvas que contienen semillas son las mejores. Las uvas de las variedades concord, fresno beauty, las uvas negras y las moscatel son buenas uvas que podemos consumir. No estoy diciendo que tengamos que usar las semillas. Podemos masticarlas hasta que queden reducidas a fragmentos pequeños, si queremos. Una buena cosa para eliminar el catarro se encuentra en el cremor tártaro que rodea las semillas. Así pues, asegúrate de obtener todo el material de las semillas cuando las estés comiendo. Al masticar la piel de las uvas, te encontrarás con que son muy amargas, pero ese amargor es muy rico en potasio. El potasio es un gran limpiador del organismo. Gayelord Hauser se hizo famoso con el caldo de potasio, que es un gran limpiador y detoxificador del organismo.

Especialmente al principio de la dieta de la uva creo que deberías utilizar enemas. Los materiales tóxicos se acumulan y creo que está bien que las cosas vayan avanzando. Puedes mantenerte a base de uvas durante entre cinco y diez días sin supervisión, pero si las consumes durante más tiempo es buena idea disponer de alguien que esté acostumbrado a prescribir la dieta de la uva. Esa persona debería ser capaz de atenderte si experimentas cualquier reacción que te resulte extraña. Muchas veces, estas reacciones no son más que una crisis de curación o un proceso de eliminación.

REMEDIOS A BASE DE AGUA

Baños de sitz o de pelvis: El agua debería mojar el cuerpo, mientras estamos sentados sobre ella, y alcanzar aproximadamente unos trece centímetros de altura. Los pies nunca estarán en el agua. Estos baños sólo deberían ser para la pelvis y los órganos pélvicos. Esto es sensacional en casos de congestión en la pelvis y de un intestino perezoso. Lo mejor es tomar estos baños por la noche, justo antes de irse a la cama. No obstante, podemos tomarlos a primera hora de la mañana, antes de irnos al trabajo.

El baño de sitz frío es una forma eficaz, aunque violenta, de evitar la enuresis. Siéntate sobre agua fría entre cuatro y cinco minutos cada mañana antes de ir a la escuela o antes de iniciar el programa o rutina diario. Esto ayudará en caso de problemas generales de la vejiga de la orina o la próstata. Un enfoque más amable consiste en tomar dos baños de sitz cada mañana: el primero, caliente, durante un minuto, y el segundo, frío, durante medio minuto. Lleva a cabo cinco series de este proceso, pasando de uno de los baños al otro. Se debería seguir este tratamiento durante un período de tres meses.

LOS BENEFICIOS DE LOS ENEMAS

Los enemas pueden ser beneficiosos para restablecer una saludable regularidad intestinal. Ésta es la razón por la que creo que aquellos que estén afectados por un intestino perezoso, irregular o hipoactivo deberían recurrir a los enemas cada día durante un año. Se pueden añadir muchos ingredientes al agua del enema para incrementar su efectividad de alguna forma concreta. Los enemas de café ayudan a detoxificar el hígado. Los enemas de infusión de semillas de lino alivian la inflamación intestinal. El agua de arcilla procesada, al añadirla al agua del enema, ayuda a absorber y movilizar toxinas de la pared intestinal. Los cultivos de *Lactobacillus acidophilus* tomados por vía oral son de ayuda para detoxificar el intestino y para que se desarrollen bacterias beneficiosas. También pueden insertarse implantes de *Lactobacillus acidophilus* por vía rectal durante la noche.

Creo que cada una de las muchas profesiones y los muchos enfoques relacionados con el campo de la salud tienen un valor especial. No creo, no obstante, que cualquier método terapéutico (independientemente de lo sofisticado que sea) pueda hacer que se supere la enfermedad en un organismo sobrecargado de sustancias tóxicas. En primer lugar deben eliminarse las toxinas. Tampoco creo que ninguna terapia basada en los fármacos pueda restaurar ni rejuvenecer los tejidos dañados en el transcurso de una enfermedad crónica. Sólo los nutrientes procedentes de los alimentos pueden conseguirlo. Creo que cuando trabajamos con la naturaleza obtenemos los resultados que la naturaleza pretende que obtengamos. Un cuerpo limpio nutrido con alimentos naturales y con unos pensamientos edificantes pondrá a cualquiera en el camino de una vida correcta que aportará, como consecuencia natural, una buena salud.

Es interesante ver que Mae West, la famosa reina de la belleza, a la que conocí, era una gran creyente en los beneficios de los enemas. Empezaba cada día con un enema matinal. Estoy seguro de que esta sencilla práctica contribuyó enormemente a su inusual vitalidad, su mente brillante y su duradero atractivo, ya que la verdadera belleza no es sino un reflejo de la belleza interior.

UNAS PALABRAS SOBRE LOS ENEMAS DE COLON

Los enemas de colon (profundos), tal y como se administran en la actualidad, varían enormemente en cuanto a sus efectos debido, en gran medida, a la experiencia del técnico.

Creemos que, en algunos aspectos, con la terapia con enemas de colon se están aprovechando de la gente, haciéndole creer que son necesarios tratamientos largos y costosos. Además, el agua aplicada a presión es potencialmente peligrosa. Aquellas personas que padezcan o sospechen que sufran problemas intestinales graves deberían enfocar los tratamientos con enemas de colon con agua a presión con extremo cuidado.

Aquellos médicos que administran la terapia de enemas de colon correctamente están ofreciendo un servicio de utilidad al público. Este servicio puede potenciarse enormemente con la adición de un asesoramiento dietético sensato para así acabar superando la necesidad de la terapia con enemas de colon. Sin estos conocimientos, el receptor de enemas de colon no está más que excavando agujeros y volviéndolos a rellenar: una situación que es un cero total en lo tocante a generar una mejor salud.

Muchos profesionales que administran enemas de colon en la actualidad están obteniendo resultados exitosos, aunque efímeros. La razón de ello es que el simple hecho de librarse de los desechos tóxicos del intestino no supone toda la respuesta, aunque supone el primer paso por el camino correcto. A no ser que se sigan un programa de ejercicios, una dieta y una forma de vida correctas, no se obtendrán unos resultados buenos y duraderos. Debemos estar interesados en realizar cambios en el tejido intestinal.

CALDO REVITALIZANTE

Éste es el caldo que se usaba durante mi trabajo en sanatorios con pacientes muy enfermos que tenían que ser alimentados para que recuperaran la salud. Es de muy fácil digestión.

Utiliza cinco o seis de estas verduras no generadoras de gases, como remolacha, zanahorias, peladuras de patata, apio, perejil, ocra (si es posible), chayote o cualquier tipo de calabaza.

No uses ninguna de las verduras ricas en azufre: col, coliflor, brécol o cebolla.

Usa una taza de verduras picadas, medio litro de agua y dos cucharadas de leche de soja en polvo.

Tras licuar, triturar o rallar las verduras, introdúcelas en una cacerola con el resto de los ingredientes y déjalas hervir entre tres y cinco minutos a fuego muy bajo.

Esto no es más que para romper las fibras y liberar enzimas. Cuélalo y úsalo.

CAPÍTULO 8

INTRODUCCIÓN AL SISTEMA DEFINITIVO
PARA LA LIMPIEZA Y REGENERACIÓN DEL INTESTINO

¡He administrado enemas de colon a gente que ha defecado pepitas de uva y que no había comido uvas desde hacía nueve meses! ¿Dónde habían estado esas semillas? He visto palomitas de maíz evacuadas por personas que no habían consumido este alimento desde hacía tres años. ¿Dónde habían estado? Acumulamos estas cosas en la membrana mucosa, que contiene materiales tóxicos en distintos pliegues del intestino. Para mí era muy difícil creer que eso pudiera suceder.

Hace poco tiempo me sometí al proceso de limpieza y regeneración definitiva, y puedo atestiguar los maravillosos resultados que experimenté. Para aquellos que padezcáis asma, un programa de eliminación extremo os ayudará más que ninguna otra cosa, y en el caso de aquellos que sufráis de artritis, he visto a muchos sentir alivio en el transcurso de diez días tras la participación en este programa. Os puedo contar de casos y del alivio que sintieron aquellos que han cuidado de su intestino. Es una forma de mantener el organismo limpio. «Límpiate y purifícate y Yo te elevaré al trono del poder». La energía que fluye a través de nuestro organismo depende de tener un cuerpo limpio.

Por ejemplo, aquí presento un caso que me sorprendió mucho. Una de las mujeres que seguía el programa, y que ahora está al principio de la cincuentena, se hizo unos análisis que mostraban que sus niveles de triglicéridos eran de 938 mg/dl (los niveles normales son 150-200 mg/dl) y que los de colesterol eran de 348 mg/dl. Tras una semana siguiendo el Programa Definitivo de Limpieza y Regeneración, los triglicéridos descendieron hasta los 353 mg/dl, y el colesterol hasta los 277 mg/dl: obviamente se dio un cambio espectacular.

Hay una membrana mucosa que reviste los últimos dos metros del tracto intestinal del colon. Nunca creí que este tracto pudiera estar tan cargado de un moco negro y tóxico, pero tuve la oportunidad de verlo mientras yo mismo me sometía al Programa Definitivo de Limpieza y Regeneración. Durante este proceso puedes usar una fibra intestinal. Esta fibra se mezcla con agua de arcilla y se toma cinco veces al día seguida de una segunda bebida a base de vinagre de sidra de manzana y miel. El agua caliente se lleva el alimento o cualquier otro material hacia el colon, mientras que el agua fría y los alimentos fríos se detienen en el estómago. Ésta es la razón por la cual no creemos en los alimentos o las bebidas fríos tras una comida, ya que esto detiene los procesos digestivos a nivel del estómago. Nos encontramos con que las bebidas calientes llegan hasta el intestino y hacen que las cosas avancen. Las instrucciones para el programa de limpieza y regeneración de siete días de duración aparecen en mayor detalle en la siguiente sección.

Hay formas de descomponer la membrana mucosa. ¿Cómo acabamos teniendo esta pesada membrana mucosa? Porque no estábamos digiriendo los alimentos adecuadamente. En el caso de aquellos que no digieren el alimento correctamente, el páncreas no está funcionando bien, así que pueden obtener alivio tomando unas tabletas de Di-Gest-It (un digestivo). Creo que la mayor parte de este moco denso se desarrolla debido a los alimentos no digeridos. Aportando esta cantidad excesiva de material pancreático al organismo podemos corregir lo que el páncreas debería haber hecho en el pasado, cuando el organismo estaba sobrecargado de almidones, azúcar, etc.

Ahora vamos a corregir esto, de modo que se hagamos que se desprenda el moco que contiene todos estos materiales. Creo que el digestivo también ayudará a separar la membrana mucosa de la pared intestinal. Creo esto porque me he sometido a varios programas de eliminación y éste libra al intestino del recubrimiento mucoso.

Cuando el hígado no ha estado funcionando demasiado bien y somos un poco lentos en lo tocante a las defecaciones, puede que sea de ayuda tomar tabletas de remolacha. Además, quizás también queramos tomar tabletas de alfalfa, clorofila líquida o chlorella. Durante este programa no ingeriremos nada de comida. Sólo tomaremos un poco de zumo mezclado con la fibra, y el resto será agua. Las vitaminas y los minerales en forma de tabletas son puro alimento, así que no nos sentiremos hambrientos. No perderás mucho peso con tu primera eliminación limpiadora.

Hay más vitaminas y minerales que tenemos que tomar, y una que hay que tener presente es la niacina. Ésta lleva la sangre a los distintos órganos del cuerpo. La niacina te proporcionará un fogonazo de calor y rubor, ya que queremos que la sangre llegue a la pared intestinal en esta fase.

Hay un calcio en forma líquida que es un calcio coloidal y que se ingiere dos veces por día, por la mañana y por la noche. Por la noche se añade aceite de hígado de bacalao, que controlará y fijará el calcio en el organismo. El calcio líquido consiste en un producto que contiene cal refinada, que tiene una elevada tasa de absorción que promueve la disolución del calcio precipitado asentado en las articulaciones.

EL PROGRAMA DE LIMPIEZA Y REGENERACIÓN

Me gustaría hablar sobre uno de los aspectos más importantes del programa de control y tratamiento del intestino, que es el más dejado de lado y aquél sobre el cual nadie quiere hablar. Creo que todos tenemos el intestino hecho una porquería porque crecimos sin que nos controlaran, y ahora tenemos que hablar de ello. Tenemos que empezar a corregir viejos errores aprendiendo la forma correcta de cuidar del intestino.

Limpieza y regeneración, detoxificación y eliminación son palabras que todos oímos, pero que rara vez se usan en conexión con el intestino. Cuando echo una ojeada a todos los programas que se desarrollaron para cuidar del intestino y a todas las distintas técnicas de las que hemos dispuesto para la limpieza y regeneración intestinal, llego a la conclusión de que un verdadero proceso de limpieza y regeneración deberá ser uno que llegue a todas y cada una de las células del organismo. En general, podemos decir que la sangre estará tan limpia como lo esté el intestino, y como la sangre circula a través de todos los órganos del cuerpo, las toxinas de la sangre debidas a un intestino sucio contaminan a todo el organismo. Para limpiar los tejidos corporales correctamente debemos empezar por una limpieza y regeneración exhaustiva del intestino.

Tenemos que usar la energía para librar al intestino de materiales tóxicos. También nos encontramos con que el intestino tiene que ocuparse de los ácidos. La expulsión de catarro a través de intestino es, de hecho, parte de nuestro cuerpo siendo eliminado. He oído que se dice que el intestino es un pozo negro y que es la parte más sucia del cuerpo. Apunto esto porque la persona media no quiere hablar sobre ello, ya que se cree que una discusión así es socialmente inaceptable. Sin embargo, deberíamos hablar de los problemas intestinales, ya que la mayoría de la gente necesita alguna ayuda. No hay nada de lo que avergonzarse al hablar sobre el intestino. No es más que una parte natural del cuerpo. Los cuidados del intestino deberían ser una parte rutinaria de un programa de salud total.

La evacuación es uno de los resultados finales del metabolismo: la eliminación de células y tejidos degradados, además de desechos de alimentos fermentados y putrefactos. La defecación es mucho peor si tenemos un colon perezoso. El colon está formado por una estructura muscular que va haciendo avanzar los materiales tóxicos mediante los movimientos peristálticos, y si la estructura muscular de todo el organismo está flácida puedes estar seguro de que el intestino estará todavía más flácido.

«NO ES SÓLO LO QUE COMES: ES LO QUE ABSORBES LO QUE CUENTA»

Al controlar y tratar el intestino, existen formas de obtener buenos resultados, y en primer lugar debemos modificar la dieta. A no ser que hagamos esto, acabaremos yendo de un médico a otro. Los síntomas permanecen porque no nos estamos ocupando de la causa del problema. Cada órgano del cuerpo funciona en colaboración con cada uno del resto de los órganos. El cuerpo es una comunidad de distintos órganos que funcionan por el bien de todo el ser humano.

Unas palabras sobre cultivos intestinales antes de explicar la historia. Mientras estaba en el Sanatorio Battle Creek, el doctor DeFoe, que ayudó a nacer a los famosos quintillizos Dionne en Canadá, telefoneó al doctor John Harvey Kellogg y le dijo que estaba a punto de perder a dos de los bebés debido al mal estado de sus intestinos. El doctor Kellogg le envió un cultivo de *Lactobacillus acidophilus* de inmediato, y una semana después, el doctor DeFoe llamo para decir que los dos bebés habían mejorado mucho. Sentía que el doctor Kellogg había salvado la vida a los bebés con el cultivo de *Lactobacillus acidophilus*.

Al hablar de los muchos tipos de dietas que resultan adecuados durante las distintas fases de la enfermedad, debemos tener presente lo que esas fases representen en términos de capacidad digestiva.

Por ejemplo, no podemos dar de inmediato una ensalada de verduras crudas a una persona con colitis, ya que primero debemos limpiar el intestino y darle tono, para así prepararle para una digestión y una absorción más eficientes.

Someterse al programa de eliminación de siete días de duración nos proporcionará una ventaja. Debemos ser capaces de absorber los nutrientes con los que estamos reconstruyendo nuestro organismo o esos nutrientes se perderán.

Una vez hayamos incrementado la absorción, llevaremos al cuerpo paso a paso a lo largo de un régimen alimenticio graduado. Puede que tengamos que recurrir a caldos y sopas suaves al principio, para luego pasar a verduras y frutas cocidas al vapor y trituradas. Las ensaladas de verduras crudas licuadas podrán suministrarse a medida que el intestino vaya siendo capaz de asimilar más fibra.

Debemos avanzar lentos pero seguros a lo largo del programa de limpieza, regeneración y rejuvenecimiento del intestino, recordando que al igual que nos llevó tiempo contaminar nuestro organismo hasta hacerlo enfermar, también nos llevará tiempo invertir ese proceso.

LA MALA ASIMILACIÓN CONDUCE A DEFICIENCIAS NUTRICIONALES

Personalmente me pregunto si un organismo tóxico puede siquiera absorber los elementos químicos correctos. Si el tejido corporal es incapaz de funcionar al ritmo metabólico normal, la regeneración y la reconstrucción llevarán mucho más tiempo que si no fuera así. ¿Puede ser la digestión buena en un cuerpo tóxico? Es imposible construir tejidos sanos sin una digestión y una asimilación eficaces.

La conducción nerviosa no es tan eficaz como debería serlo cuando el ritmo metabólico es bajo. Es completamente posible disponer de un buen flujo nervioso y una buena función nerviosa en el organismo, pero si la química del cuerpo no es la correcta, la mejora a través del rejuvenecimiento estará limitada y será incompleta.

Un programa completo de detoxificación tisular requiere que nos ocupemos de los cinco canales de eliminación. Un tejido hipoactivo no puede deshacerse de los productos tóxicos de desecho adecuadamente. Quiero poner especial énfasis en esto. Cuando libramos al organismo de toxinas, solemos percibir la consiguiente remisión de alguna fase de la enfermedad degenerativa.

LOS TEJIDOS LIMPIOS FUNCIONAN MEJOR

Hoy en día existen muchos enfoques terapéuticos para restablecer o conservar la salud. Sin embargo, la presencia de asentamientos de sustancias tóxicas en el organismo evita que cualquiera de estos métodos de tratamiento tenga un éxito completo. Si un tratamiento no consigue una detoxificación completa, el rejuvenecimiento del tejido no tendrá lugar como debería. El proceso de rejuvenecimiento completo implica la sustitución de tejido viejo e hipoactivo por tejido nuevo, limpio y que funcione de forma eficiente. Esto es lo que lleva un problema degenerativo a un estado de regresión y remisión. Se pueden usar muchos tipos de procesos para hacer que esto suceda, y esto es a lo que el médico debe estar atento.

El sistema inmunológico natural sólo puede construirse a partir de un cuerpo limpio, un organismo con una cantidad mínima de material tóxico acumulado. La presencia de cantidades significativas de material tóxico en los tejidos corporales significa que las defensas naturales del organismo se han visto superadas. Cuando la salud es restaurada mediante un programa de limpieza y regeneración de los tejidos, el sistema inmunitario también se ve restaurado al retomar una dieta saludable, el ejercicio, estar al aire libre, disfrutar del sol y tener una actitud positiva con respecto a la vida.

La mayoría de la gente cree que la reconstrucción de los tejidos depende de una dieta nutritiva, y esto es básicamente correcto, aunque también depende de un buen estado psicológico, una buena circulación y un descanso suficiente.

Hemos llevado a cabo experimentos para demostrar lo que puede conseguirse mediante la detoxificación tisular. En un período de tan sólo siete días de ayuno, tomando suplementos nutricionales y sometiéndose a la limpieza y regeneración del intestino, se han visto y registrado resultados prácticamente increíbles. A medida que estos métodos se vayan comprendiendo y probando mejor, podremos esperar encontrarlos en hospitales y sanatorios para el tratamiento de la enfermedad.

Para revertir el proceso de la enfermedad, debemos tener en cuenta la ley de la curación de Hering, que afirma que todas las enfermedades se curan de dentro a fuera, desde la cabeza hacia abajo y en el orden inverso a cómo aparecieron los síntomas en primer lugar en el organismo. Esto significa que tenemos que volver a transitar el mismo camino que recorrimos para vernos afectados por la enfermedad, pero en sentido inverso. Ninguna enfermedad puede existir sin materiales tóxicos en el organismo, por lo que el primer paso para la remisión es la detoxificación.

Administrar fármacos como respuesta a un estado de enfermedad provocado por las acumulaciones de sustancias tóxicas no puede sino acrecentar el problema. Aunque pueda obtenerse un alivio temporal, el asentamiento residual de fármacos hará que, a largo plazo, la carga tóxica del organismo no haga sino aumentar.

Recuerda que este programa está diseñado para formar parte de un sistema de cuidados preventivos de la salud en el que pueden empezar a invertirse los resultados de los malos hábitos. No se conseguirán unos resultados buenos y duraderos mientras continuemos con los hábitos destructivos. Este programa es para aquella persona que quiera y desee comenzar desde cero. Seguir las prácticas generadoras de vida marca el inicio de un nuevo día hacia la cosecha de una salud y una vitalidad renovadas.

A lo largo de este libro hemos subrayado la importancia de la limpieza y la regeneración como vehículo mediante el cual se recupera y conserva la salud. El grado en el que el colon está habitado por bacterias dañinas, parásitos y otros organismos peligrosos varía enormemente entre individuos. Lo que una persona es capaz de tener en el intestino sin padecer efectos obvios puede ser peligroso para otra.

NOTA IMPORTANTE
SOBRE LA HIGIENE Y LA LIMPIEZA

Debe evitarse la contaminación de una persona a otra. Este importante objetivo se consigue más fácilmente si cada persona dispone de su propia tabla y boquilla para los colemas. **NO PERMITAS QUE OTRA PERSONA UTILICE TU TABLA NI TU BOQUILLA A NO SER QUE SE HAYAN ESTERILIZADO.** Los microorganismos se pueden transmitir muy fácilmente al colon por el uso de boquillas rectales para colemas que no estén limpias. Cuando no la uses, guarda tu boquilla rectal en un recipiente con una solución germicida. Esteriliza el interior del tubo al que se une la boquilla antes de usarlo para protegerte de las infecciones. Nos hemos esforzado por hacer que este sistema sea lo más fácil posible de mantener limpio haciendo que sea sencillo y sin complicaciones. La limpieza exhaustiva de la tabla tras cada uso es esencial para evitar complicaciones. Es muy importante que sigas estas instrucciones en aras de tu salud y bienestar. *No seas descuidado a este respecto.*

Una de las ventajas agradables de este sistema es que los detritos del colon nunca refluyen por el tubo para el colema, como sí ocurre con casi todos los equipos para la irrigación del colon disponibles comercialmente. De esta forma, la contaminación se mantiene bajo unos mínimos que nos proporcionan seguridad. Es una buena idea limpiar, de vez en cuando, las mangueras para el colema haciendo circular por su interior y por el cubo una solución germicida para eliminar cualquier posible infestación presente en los conductos. Ten, además, una tapa protectora que proteja el cubo para los colemas para evitar la entrada de polvo, pelos, suciedad o cualquier otro tipo de contaminación. Enjuaga concienzudamente el cubo antes y después de cada uso.

Otra cosa importante a tener en cuenta es que deberías ser consciente de la calidad de tu suministro de agua. El agua contaminada puede provocar graves perturbaciones en el intestino. Si te administras los colemas con agua procedente de un pozo, es una buena idea asegurarse de que el agua sea segura para la irrigación del colon haciendo que atestigüen su idoneidad en una agencia sanitaria de certificación. En caso de duda se recomienda tomar medidas para esterilizar el agua mediante medios como hervirla o pasarla a través de un filtro antibacteriano. No deberíamos usar tratamientos químicos a no ser que no tengamos otra opción. El cloro, como el usado en la lejía, esterilizará el agua, pero entonces no será adecuada para su uso inmediato. Si usamos agua clorada, deberíamos dejarla orear para que los vapores de cloro se disipen. No deberían quedar residuos de cloro (o éstos deberán ser mínimos) en el agua cuando la usemos para administrar un colema.

Es posible que tu suministro de agua resulte irritante para tu colon. Para ayudar a solucionar este problema recomendamos usar una infusión de semillas de lino. Esta infusión, tal y como se prepara en la página 142, es una sustancia que proporciona mucho alivio, y es curativa y lubricante cuando la añadimos a la solución de agua para el colema.

EL SISTEMA DEFINITIVO PARA LA LIMPIEZA Y LA REGENERACIÓN DE LOS TEJIDOS
¡No se parece en nada a ningún otro sistema
para la limpieza y la regeneración del organismo!

AGRADECIMIENTOS

La limpieza y la regeneración del intestino y el control y el tratamiento para tener un intestino sano han sido ampliamente estudiados por V. E. Irons. Irons es un especialista puntero en los problemas intestinales, y durante cuarenta y dos años se ha dedicado a comprender el funcionamiento y las necesidades de un intestino sano. Dirige la Compañía V. E. Irons, ubicada en Natick (Massachusetts), donde se distribuyen los productos VIT-RA-TOX. Es uno de los mayores defensores del uso de sustancias naturales, y cree firmemente que el organismo es completamente capaz de curarse por sí mismo si se le da la oportunidad. Su experiencia ha mostrado que muy poca gente posee un funcionamiento intestinal normal.

Irons y yo hemos estado trabajando juntos durante muchos años y coincidimos en que el intestino es la base de muchos de los males de la humanidad en la actualidad. Aunque es necesario cuidar del intestino, éste es sólo un aspecto del que tenemos que ocuparnos para conseguir tener una salud perfecta. Consideramos a V. E. Irons uno de nuestros mejores amigos. Estoy en deuda con él por las ideas utilizadas en este programa de colemas. Tras muchos años usándolo, consideramos que este programa es el programa para la limpieza y la regeneración de los tejidos más rápido y sencillo y el menos complicado del que disponemos hoy en día. Sin embargo, un aspecto importante a recordar es que hay gente que no puede someterse al programa completo de siete días de duración. Los pacientes gravemente enfermos o los ancianos puede que sólo puedan seguir este programa durante un día.

Kay Shaffer ha dedicado mucho tiempo, esfuerzo y energía creativa para desarrollar este programa.

Es una trabajadora incansable en el campo de la limpieza y la regeneración, el control y el tratamiento del intestino y ha trabajado con Irons durante muchos años. Ha obtenido unos resultados sobresalientes y ha visto como algunos de los síntomas más increíbles se revertían como consecuencia de este tratamiento.

Sylvia Bell es la coautora de este libro junto conmigo y ha trabajado constantemente con todos los tratamientos que hemos administrado en nuestro Sanatorio Hidden Valley Health Ranch. Ha ayudado enormemente a que este trabajo se conozca.

NUESTRO OBJETIVO

La siguiente información consiste en unas instrucciones detalladas y paso a paso sobre el procedimiento y el funcionamiento del Sistema Definitivo para la Limpieza y la Regeneración de los Tejidos tal y como se usan en el momento de la redacción de este libro.

Nos esforzamos por utilizar los medios más exhaustivos, eficaces y naturales para conseguir la meta de la detoxificación y la limpieza y regeneración de los tejidos. Por lo tanto, la investigación y los avances en desarrollo están avanzando en pos de este fin.

Nuestro objetivo es servir a la humanidad estudiando y revelando esos métodos, productos, procedimientos e ideas creativas, tal y como nos son presentados, con el fin expreso de aliviar el dolor, el sufrimiento, la enfermedad y el envejecimiento prematuro.

Nos esforzamos por aprender las formas de reinstaurar los dones dados por Dios de una buena salud, vitalidad y longevidad para aquellos que los buscan en esta época de contaminación tóxica sin precedentes.

Durante los muchos años de ayudar a la gente a corregir el mal estado del intestino, se ha vuelto algo muy obvio que la mayoría de la gente es incapaz de cuidar bien de sí misma.

No hay razón alguna para tener miedo de este tratamiento, ya que es seguro, suave y cómodo para el organismo. Su funcionamiento no tiene nada de misterioso y cualquiera que sepa leer y seguir unas instrucciones sencillas podrá hacer este trabajo por sí mismo.

Llevamos a cabo, de vez en cuando, cursillos y formación para administrar este tratamiento. Por el momento estamos trabajando en un programa experimental, en instalaciones sanitarias, de siete días de duración diseñado para aportar a los médicos una experiencia de primera mano del sistema en acción. Puedes escribirnos para obtener más detalles.

Estoy convencido de que este tratamiento pone los nutrientes a disposición del organismo de forma más rápida que cualquier otro tratamiento que conozca, ya que el intestino está más limpio y el tono de la musculatura del colon es más firme. Cuando el intestino está cargado de sustancias tóxicas, se vuelve perezoso, pierde su capacidad para funcionar a pleno rendimiento y pronto pierde su tono muscular.

Es necesaria una manipulación interna para restablecer un buen funcionamiento del intestino una vez que éste se ha perdido. El tratamiento con colemas lleva a cabo este trabajo porque consiste en un masaje interno que hace que se desarrolle tono muscular en el intestino. Hace falta un año para desarrollar un buen tono con este método. No sé de ningún otro sistema que pueda proporcionarte estos resultados más rápidamente.

En comparación con otros tratamientos, el Sistema Definitivo para la Limpieza y la Regeneración de los Tejidos es excepcionalmente rentable, haciendo que esté al alcance de muchísima gente.

Quiero poner a disposición de todo el mundo este sistema de limpieza, regeneración y curación, y ésta es la principal razón de ser de este libro. Tanto si se lo damos a alguien que viva en los bosques canadienses como en las junglas de Sudamérica, debería ser capaz de comprender este libro y llevar a cabo este tratamiento para ayudar a superar la enfermedad y los trastornos.

Con este sistema de limpieza y regeneración de los tejidos, vamos a tomar la acumulación de moco y catarro, que se ha vuelto pegajosa y congestionada y se ha endurecido, y la vamos a hacer más líquida, de forma que fluya hacia el exterior del cuerpo. Éste es el inicio del programa.

El verdadero trabajo para curar al cuerpo vendrá después, cuando haya una transformación en la integridad de los tejidos que dará como resultado un organismo de una mejor calidad. Este proceso genera la crisis de curación, y puede que la eliminación completa lleve seis meses. Esto dará como resultado un tejido más puro y limpio que será capaz de manejar los alimentos buenos y llenos de vitalidad que le ofreceremos.

Este programa no sólo consiste en enemas de colon, sino que es mucho más. Lo llamamos colema porque es una combinación entre un enema normal y un enema de colon.

Este programa implica mucho más que, simplemente, cuidar del intestino. Debemos preparar los canales de eliminación del organismo para la «limpieza del hogar» que está de camino. Si reforzamos al cuerpo para provocar que se dé una limpieza y regeneración, entonces deberemos abrir los sistemas de eliminación para ocuparnos de este material desechado. Es normal que las sustancias viejas y tóxicas fluyan no sólo desde el intestino, sino desde todos los canales (los pulmones, la boca, la nariz, la orejas, la piel, los riñones, la linfa, la vagina). Todos los posibles canales deben estar preparados y ser capaces de hacerse cargo de la riada.

Al prepararte para este suceso, recomiendo encarecidamente que te familiarices con el proceso estudiando mi libro titulado *Doctor-Patient handbook,* que explica la crisis de curación en detalle.

Uno de los sucesos usuales para aquellos que se han sometido a este sistema es la eliminación extrema de heces. Una paciente explica que pudo tener una defecación completa y luego someterse a un colema y seguir teniendo otra evacuación y, después de una hora, más o menos, tener otra defecación completa.

Mucha gente cree que se ha limpiado al tener una evacuación. Lamentablemente, muchas personas llevan un retraso de unas diez comidas con respecto a sus defecaciones. Retienen muchas comidas en las porciones dilatadas y con bolsillos de su intestino.

El tratamiento con colemas aflojará este material y hará que se desprenda y que fluya. También restaurará el tono muscular y la actividad en aquella parte del intestino afectada e hipoactiva.

Hemos tenido a algunas personas con miedo a estar perdiendo parte del intestino, ya que el material que se eliminaba era realmente increíble en lo tocante a su forma, color, consistencia y olor. No podían imaginar que el revestimiento mucoso fuera tan nauseabundo, denso y tuviera forma de hebras.

Esto no es deseable retenerlo en el intestino, ya que contiene las semillas de la enfermedad y los trastornos. Está cargado de viejos fármacos y tejidos y sustancias mórbidas. Es el entorno favorito para el *Bacillus coli*, microbio productor de enfermedades.

A medida que el organismo se alce a partir de la eliminación de lo viejo, deberemos trabajar con él, apoyarlo y potenciar el proceso. Trabajamos con menos comida, más caldos y más reposo. El organismo responde con revitalización y regeneración en todos los tejidos del cuerpo.

Ésta es la razón por la cual lo llamamos tratamiento de limpieza y regeneración de los tejidos. Afecta a todos los tejidos del organismo, y no sólo al intestino. Ahora nos danos cuenta de que cada tejido del cuerpo está tan limpio como lo esté el intestino. Esto se debe al hecho de que todo tejido es alimentado por la sangre, que es nutrida por el intestino. Cuando éste está sucio, la sangre también lo está, y también lo están los órganos y los tejidos.

Cuando aparezca la diarrea, no la detengas. Déjala hacer, ya que es un proceso de limpieza y regeneración. Bebe abundantes líquidos para evitar deshidratarte. Durante la crisis curativa, no comas mucho: no comer nada es lo mejor. Comer en exceso durante este período posiblemente detendrá el proceso y, de este modo, retrasará aquello por lo que tanto te has esforzado para hacer que ocurra.

En lugar de ello recurre a los zumos de verduras, los caldos de verduras y los líquidos suaves. Si tienes fiebre no tomes ningún zumo de fruta, y especialmente de cítricos. El caldo de peladura de patata es lo mejor que puedes ingerir en tales momentos. La fiebre quiere decir que el organismo está trabajando duro quemando sustancias tóxicas. No interfiramos con él forzándole a desviar la tan necesaria energía limpiadora para tener que procesar el alimento.

El intestino es como la bolsa de una aspiradora. Filtra y filtra hasta que queda obstruida y ya no desempeña su cometido. De hecho, una bolsa obstruida provoca daños en el motor, ya que permite la entrada de desechos, que acaban encontrando el camino hasta la delicada maquinaria. También somete a un esfuerzo excesivo al motor, que intenta hacer pasar el aire a través de la bolsa llena de suciedad. El tratamiento con colemas desatasca el filtro, por así decirlo.

Este tratamiento resultará relativamente nuevo para muchas personas. Pueden usarlo tanto los jóvenes como los ancianos, además de la gente supuestamente sana. Prácticamente cualquier enfermedad, secreción, infección, trastorno catarral o intestinal y los desequilibrios hormonales debidos a toxinas pueden beneficiarse de este tratamiento.

CASOS EN LOS QUE ES NECESARIO PROCEDER CON PRECAUCIÓN

En el caso de la diverticulitis nos encontramos con que pueden darse reacciones graves como resultado del trastorno doloroso que ya padece el paciente. Puede que se estén formando abscesos. Quizás tengamos una perforación intestinal, y tendremos que ser muy cuidadosos al ocuparnos de ella. Siempre será mejor contar con los consejos de un médico y ver exactamente qué está pasando. Nos encontramos con que si podemos limpiar el intestino sin provocar ninguna distensión, pese a usar grandes cantidades de agua, estaremos ayudando a solventar estos problemas tan delicados.

Pensamos que el colema, que es una de las formas más naturales de introducir agua en el intestino y eliminarla sin provocar una gran distensión es, probablemente, la mejor forma de ocuparse de estas cosas. No obstante, debemos asegurarnos de no tropezarnos con ningún síntoma que sea realmente grave para el paciente, ya sea mental o físicamente. También debemos vigilar que el recuento de glóbulos blancos no se vuelva demasiado alto, ya que vemos que esto será un signo de infección y del desarrollo de trastornos distintos a la diverticulitis que podrían ser de naturaleza peligrosa.

Además, debemos tener en cuenta que podría haber obstrucciones en el intestino debidas a un tumor, y esperar que suceda cualquier cosa inmediatamente después del colema y del tratamiento de limpieza y regeneración de los tejidos podría ser poco realista. Siempre es mejor que un médico compruebe si padecemos alguno de estos trastornos para asegurarse de que se pueda usar este tratamiento en combinación con sus recomendaciones y su diagnóstico.

ADVERTENCIAS Y CONSEJOS

Debido al hecho de que se puede considerar que éste es el tratamiento para la limpieza y la regeneración de los tejidos más potente del que disponemos en la actualidad, se deben proporcionar algunos conocimientos a las personas a las que se administre este tratamiento.

Es buena idea disponer de la colaboración de un médico para que se haga cargo de los casos más graves. También es aconsejable contar con un examen clínico completo, de modo que podamos monitorizar todas y cada una de las pruebas a medida que el paciente vaya haciendo progresos. No debemos pensar que esto es una panacea, sino un tratamiento adicional. Es una base para una detoxificación tisular exhaustiva mediante la limpieza y regeneración del colon.

Es buena idea poder llevar a cabo una consulta de control completa y bien hecha con aquellos que ofrecen y administran este tratamiento.

Es de desear disponer de un médico que conozca el «proceso de curación inverso». Una enfermedad que se encuentre en su proceso de inversión dará lugar a distintos síntomas y puede ser responsable de procesos de eliminación. También es conveniente la asistencia química, mecánica y nutricional, y puede usarse junto con cualquier otra forma de tratamiento que favorezca la eliminación y la detoxificación.

Un examen clínico podría incluir, básicamente: un análisis de orina, un recuento sanguíneo completo, la prueba del yodo ligado a proteínas (PBI), un análisis metabólico completo (SMA-24), una prueba fecal ácida-alcalina, un análisis de bacterias *Lactobacillus acidophilus*, *radiografías en caso necesario,* y cualquier otra prueba o pruebas que puedan usarse para mostrar que están teniendo lugar cambios tisulares u orgánicos durante este tratamiento. *Cualquier debilidad concreta de cualquier órgano o sistema que esté hipoactivo debería analizarse con frecuencia, o cuando el médico lo considere adecuado para monitorizar al paciente a fondo.*

ADVERTENCIA. Los pacientes con enfermedades como la diabetes, la tuberculosis, el cáncer y enfermedades degenerativas extremas deben disponer de asesoramiento, la aprobación y la asistencia de las mentes y los médicos más competentes.

Los casos de diabetes deben llevarse con especial cuidado en lo tocante a la parte del ayuno del programa de limpieza y regeneración. Además, no todos los casos son iguales en cuanto a su respuesta frente al programa de detoxificación. Los resultados pueden variar considerablemente según la constitución de cada individuo.

La irrigación frecuente del colon tendrá un efecto adverso sobre el equilibrio electrolítico en esta porción el intestino. El drenaje de electrolitos no es un buen proceso y debe evitarse. La mejor forma de evitar esto consiste en estar completamente seguro de que se restablezcan unas cantidades suficientes de lactobacilos en el colon. Para conseguir llevar a cabo esta tarea, acude a las páginas 92 a 97 de este libro.

Cuando el cuerpo esté correctamente nutrido con alimentos de buena calidad que contengan sodio, potasio y magnesio orgánicos, el nivel de electrolitos en el colon se verá restablecido como parte de la dieta. Debemos comer correctamente junto con los tratamientos del colon. NO PASES POR ALTO ESTE ASPECTO TAN IMPORTANTE DE LA SALUD DEL COLON.

SUPLEMENTOS

UNA DEFINICIÓN DE LAS PROPIEDADES

Los siguientes ingredientes se usan en el tratamiento por razones concretas. Para que puedas apreciar de forma más completa la utilidad de estos artículos, incluimos una breve explicación de sus propiedades.

Alfalfa: Las tabletas de alfalfa contienen todo el material fibroso procedente de los tallos y la estructura fibrosa de las hojas de la alfalfa. Todo esto actúa proporcionando volumen y material para que un intestino dilatado o debilitado trabaje y así fortalecer el tono y los tejidos intestinales. Esto permite que el tiempo de tránsito en el intestino sea más breve. Éste es uno de los suplementos que uso para prácticamente cada paciente que necesite superar trastornos intestinales. La alfalfa aporta la fibra adecuada, pero a veces produce más gases mientras despertamos al intestino perezoso para que trabaje, y debido a esto usamos un par de enzimas digestivas para librarnos de los gases.

Zumo de manzana: Es muy bueno para el intestino porque es rico en pectina, que es una sustancia que retiene humedad.

Vinagre de sidra de manzana (añejado de forma natural): Es muy rico en potasio y va bien para aliviar cualquier trastorno mucoso o catarral. Ayuda a proporcionar los nutrientes necesarios para el tejido muscular. Podemos usar vinagre de arroz en el caso de pacientes afectados por el hongo cándida.

Tabletas de remolacha: Son un laxante suave que le va bien al hígado, potenciando la limpieza y regeneración de este órgano.

Agua de arcilla: Consiste en arcilla suspendida en agua. Es de gran utilidad para absorber sustancias tóxicas. Puede absorber cuarenta veces su peso de sustancias tóxicas. Actúa como una esponja, recogiendo los detritos no deseables.

Fibra mucilaginosa: Este material retiene bien la humedad y se adhiere al revestimiento mucoso, dejándolo suave y suelto, de modo que se desprenderá de la pared intestinal. Éste es un ingrediente muy importante para el éxito del tratamiento.

Aceite de hígado de bacalao: Proporciona lubricación y ayuda a trabajar junto con el hígado en pos de la limpieza y la regeneración. Proporciona vitamina A y D, que son necesarias para una buena evacuación.

Alga dulse: Incrementa la actividad de la glándula tiroides y acelera el metabolismo mientras aporta calor al organismo, provocando que la sangre circule a mayor profundidad.

Alfalfa, Chlorella: Son productos consistentes en sustancias biogénicas muy potentes procedentes de plantas. Proporcionan fuentes muy ricas en vitaminas, minerales y enzimas que ayudan en el proceso de limpieza y regeneración. Podemos encontrarlas en tiendas de productos saludables y todas las marcas se consideran de buena calidad.

Semillas de lino: Son excelentes en términos de fibra y para tratar casos de colitis ulcerosa, y nos proporcionan una infusión que aporta alivio y que es curativa y que podemos añadir al agua para el colema. También es un lubricante del intestino. Para obtener una de las soluciones para colemas que podremos usar cuando nos enfrentemos a casos graves, como la colitis, un intestino irritado o gases intestinales, usaremos siempre una cuarta parte de infusión de semillas de lino que añadiremos al agua para el colema. También podemos tomar esta infusión por vía oral. Cuando así lo hagamos, tomaremos una taza de la infusión y una cucharada de postre de clorofila líquida tres veces al día. Podemos usar este remedio en casos de flatulencias extremas, trastornos espásticos, colitis, etc.

Clorofila líquida: Es realmente maravillosa para el intestino. Proporciona alivio y reduce la inflamación, la hinchazón y el dolor. Limpia y desinfecta.

Niacina: Vitamina B3 en forma de tabletas. Provoca un rubor caliente y se usa para dirigir la sangre hacia las zonas profundas de los tejidos hipoactivos de forma que podamos fortalecerlos con nutrientes vitales.

Di-Gest-It: Es una fórmula del doctor Jensen para ayudar a la mayor parte de la gente a desprender el revestimiento mucoso del intestino. Es una potente sustancia digestiva y afloja el aferramiento de la capa anteriormente mencionada.

Investiga para encontrar un producto vitamínico completo y muy bien equilibrado desde el punto de vista químico tanto para los adultos como para los niños. Deberías incluir los productos *Forever Young* del doctor Jensen en tu programa para la limpieza y la regeneración de los tejidos. Di-Gest-It es uno de sus mejores productos. Los lactobacilos se encuentran en mayor abundancia en las tabletas Colostrum (calostro). El Cleanse-It es un laxante natural. Para recuperar tu energía, y especialmente la energía juvenil, usa Your Youth. Después de haber acabado alcanzando el punto en el que te encuentras bien, usa Maintain Wellness para conservar este estado saludable.

La vitamina A no se puede encontrar fácilmente en un producto natural que no sea el aceite de hígado de bacalao. Disponemos de formas sintéticas, pero no recomiendo su uso. La vitamina A vegetariana suele consistir en provitamina A y su potencia es baja.

Creo que los beneficios de este programa superan a la utilización de productos de origen animal durante el breve período en que se usan. Una vez que restablezcamos un estado más saludable en el intestino podremos dejar de utilizar estas sustancias.

Si padeces algún tipo de alergia a algún ingrediente concreto, omítelo del programa hasta que puedas tolerarlo más adelante.

NECESITARÁS:

1. Dos frascos de medio litro con tapa hermética.
2. Zumo (el zumo de frutas que tu elijas. Se prefiere el de manzana, o el de verduras, o las infusiones de hierbas naturales para variedad de fines especiales).
3. 280 gramos de fibra intestinal o una cantidad similar de semillas de psilio molidas. También necesitarás unas buenas tabletas de laxante (compradas en tu tienda de productos saludables).
4. Dos botellas de agua de arcilla. Ve a curiosear a tu tienda de productos saludables para ver de qué marcas dispone. Necesitarás más si la usas para preparar colemas.
5. Dos paquetes de Chlorella o una botella de tabletas de alfalfa.
6. Una botella de cápsulas de aceite de germen de trigo.
7. Una botella de tabletas de 100 mg de vitamina C.
8. Una botella de tabletas de zumo de remolacha.

9. Una tabla para colemas con una boquilla para enemas de colon larga (de un tamaño de entre 24 y 30, que podrás encontrar en la farmacia). Para obtener los mejores resultados posibles es imprescindible una tabla para colemas.
10. Una jeringa rectal para niños.
11. Calcio líquido o un suplemento como harina de huesos, etc.
12. Cápsulas de ajo (usadas para ciertos trastornos).
13. Un litro de vinagre de sidra de manzana (añejado de forma natural).
14. Medio litro de miel.
15. Niacina (tabletas de 50 mg).
16. Tabletas de Di-Gest-It (dos botellas).
17. Tabletas de alga dulse o dulse en forma líquida.
18. Aceite de hígado de bacalao: medio litro, no sintético. El bacalao noruego es el mejor.
19. Semillas de lino: 225 gramos; para preparar infusiones y solución para los colemas.
20. Pomada rectal: gel K-Y (lubricante).

TEN MUCHÍSIMO CUIDADO

Debido a varias quejas de usuarios de colemas, creemos necesario insistir con la máxima efusión en que CUALQUIER BOQUILLA PARA COLEMAS NO DEBE INSERTARSE MÁS DE 7,5 CENTÍMETROS EN EL ANO AL ADMINISTRAR COLEMAS. El intestino realiza un giro en la flexura sigmoide, que se encuentra a unos diez centímetros del ano en la persona media, y quizás a una menor distancia en algunos individuos. INSERTAR CUALQUIER BOQUILLA MÁS DE 7,5 CENTÍMETROS EJERCERÍA UNA PRESIÓN EXCESIVA SOBRE EL INTESTINO EN ESTA FLEXURA, DANDO COMO RESULTADO IRRITACIONES, DOLOR Y POSIBLES PROBLEMAS MECÁNICOS. NUNCA DEBERÍA EJERCERSE FUERZA ALGUNA SOBRE EL INTESTINO CON NINGUNA BOQUILLA PARA COLEMAS. Ésta es otra de las razones por las cuales nuestro PROGRAMA DE LIMPIEZA Y REGENERACIÓN DE LOS TEJIDOS DE SIETE DÍAS DE DURACIÓN debe llevarse a cabo bajo la supervisión de un médico, un especialista en el colon o uno versado en la utilización correcta de los enemas.

TEN MUCHÍSIMO CUIDADO

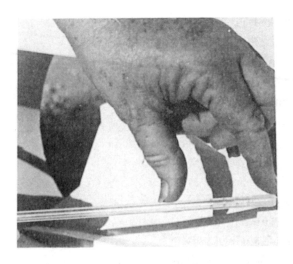

Esta ilustración indica los 7,5 centímetros de la punta de la boquilla que deben introducirse en el recto.

PLAN DEL PROGRAMA DE LIMPIEZA Y REGENERACIÓN DE SIETE DÍAS DE DURACIÓN

No comas *nada* durante los siete días que dura el programa, excepto lo que se especifica. Si experimentas una sensación de hambre extrema, puedes beber infusiones de hierbas, caldos claros de verduras o de peladura de patata o zumos de verduras frescas diluidas. Es esencial tomar abundantes líquidos para que el programa de limpieza y regeneración tenga éxito.

La noche antes de iniciar el programa, toma dos tabletas de laxante de hierbas, que podrás adquirir en tu tienda de productos saludables. Para asegurar una eliminación más exhaustiva, usa una jeringa de enemas para bebés para inyectarte una taza de aceite de oliva en el recto, y retenlo hasta la mañana siguiente. Por la mañana aplícate, en caso necesario, un enema para asegurarte de que el colon inferior esté limpio.

Cepillado de la piel

(Instrucciones en la página 142). Tu régimen diario debería empezar con el cepillado de la piel durante entre tres y cinco minutos.

Bebida limpiadora

La bebida limpiadora consiste en dos partes que tienen que mezclarse por separado y beberse la una después de la otra. Esta bebida formada por dos partes se tomará cinco veces al día.

Receta

Primera parte:
60 ml de zumo de manzana
240 ml de agua
una cucharada sopera de agua de arcilla
una cucharada de postre ligeramente colmada de limpiador intestinal
AGÍTALA BIEN Y BÉBELA RÁPIDAMENTE (la mezcla espesará).

Segunda parte:
300 ml de agua
una cucharada sopera de vinagre de sidra de manzana
una cucharada de postre de miel

Suplementos

Lo más sencillo es preparar los suplementos de todo un día al principio de cada jornada. Los suplementos deben tomarse cuatro veces al día. Sepáralos en cuatro recipientes, uno para cada toma. Fíjate en el plan para conocer los momentos adecuados. Las proporciones serán distintas el primer, el segundo y el tercer día. Desde el tercer al séptimo día todo será igual.

Los siguientes suplementos se ingieren en cada una de las tomas. La ingesta diaria será cuatro veces estas cantidades.

PRIMER DÍA:

Alfalfa o	8 cada vez
cebada verde o azul-verde	½ cucharada de postre en 240 ml de agua
Niacina	50 mg cada vez
Aceite de germen de trigo	1 cápsula cada vez
Vitamina C	100 mg, dos tabletas cada vez
Di-Gest-It	4 cada vez
Tabletas de remolacha	2 cada vez
Tabletas de alga dulse o	1 cada vez
alga dulse líquida	½ cuentagotas cada vez

SEGUNDO DÍA:

Alfalfa o	8 cada vez
cebada verde o azul-verde	½ cucharada de postre en 240 ml de agua
Niacina	100 mg cada vez
Aceite de germen de trigo	1 cápsula cada vez
Vitamina C	100 mg, dos tabletas cada vez
Di-Gest-It	4 cada vez
Tabletas de remolacha	2 cada vez
Tabletas de alga dulse o	1 cada vez
alga dulse líquida	½ cuentagotas cada vez

TERCER A SÉPTIMO DÍA:

Alfalfa o	8 cada vez
cebada verde o azul-verde	½ cucharada de postre en 240 ml de agua
Niacina	150 mg cada vez
Aceite de germen de trigo	1 cápsula cada vez
Vitamina C	100 mg, dos tabletas cada vez
Di-Gest-It	6 cada vez
Tabletas de remolacha	2 cada vez
Tabletas de alga dulse o	1 cada vez
alga dulse líquida	½ cuentagotas cada vez

Junto con los suplementos en forma de píldoras, tomarás aceite de hígado de bacalao, calcio líquido y la bebida de semillas de lino. Todo esto aparece en el siguiente plan diario.

Para preparar la infusión de semillas de lino que podremos beber o utilizar para los colemas, usaremos ¼ taza de semillas de lino y entre uno y dos litros de agua. Lleva a ebullición y luego reduce el fuego y déjalo hervir a fuego lento durante unos treinta minutos. Apaga el fuego y déjalo reposar durante toda la noche. Cuelas las semillas antes de beber el líquido o mezclarlo con el agua para los colemas. Para preparar una taza deja en remojo una cucharada de postre de semillas de lino en 1½ tazas de agua caliente durante ocho horas. Cuela el líquido y deshazte de las semillas. El líquido de las semillas de lino debe refrigerarse y conservarse un máximo de dos días. Nótese que no se puede usar aceite de linaza en lugar de la infusión de semillas de lino.

PLANIFICACIÓN

CEPILLADO DE LA PIEL

07:00 h: bebida limpiadora (*véase* la página 140)
08:30 h: suplementos y bebida de semillas de lino, 2 cucharadas soperas de calcio líquido
10:00 h: bebida limpiadora
11:30 h: suplementos más infusión
13:00 h: bebida limpiadora
14:30 h: suplementos más infusión
16:00 h: bebida limpiadora
17:30 h: suplementos y bebida de semillas de lino
19:00 h: bebida limpiadora
Hora de   inmediatamente antes de acostarse: 2 cucharadas soperas
irse a dormir: de calcio líquido, 1 cucharada sopera o 2 cápsulas de aceite de hígado de bacalao. (No deberíamos irnos a dormir más allá de las 21:30 h).

Como puedes ver, los suplementos se toman una hora y media después de las bebidas limpiadoras.

En la tarde de tu primer día en el programa te administrarás el primer colema a las 19:30 h. A partir de ahí te someterás a dos diarios: uno a las 07:30 h y el otro a las 19:30 h. Descansa durante media hora después de cada colema.

EL COLEMA

El secreto de este programa de limpieza y regeneración consiste en la administración de un tipo especial de enema llamado «colema» dos veces por día, y quizás hasta tres veces. Se usa un instrumento llamado tabla para colemas que permite al usuario tumbarse cómodamente durante los tratamientos. Tiene un agujero en un extremo que se coloca encima del inodoro. Hay un cubo de veinte litros que se coloca o se cuelga por encima del tubo de la alcachofa de la ducha, y dentro del cubo hay un tubo que permite que el agua descienda por la manguera de goma y a través de un tubo pequeño de plástico que se inserta en el recto. Este tubo de plástico tiene un diámetro inferior al del meñique, y el material tóxico pasa justo por su lado, a su alrededor, con lo que la evacuación puede darse sin tener que retirar el tubo. Por lo tanto, el agua entra y las sustancias tóxicas de desecho salen y acaban en el inodoro.

Este programa implica la administración de dos colemas por día. Al principio pensaba que esto podría debilitar el intestino, pero vi que a medida que el agua entraba en él, la evacuación resultaba más fácil y se desarrollaba un mejor tono en el intestino. Esto no tiene nada que ver con la fuerza con la que dejes que el agua entre en el intestino, lo mucho que lo distiendass o incluso cuánto líquido puedas retener. Evacuarás a medida que lo vayas necesitando, y eso es lo que hace que se desarrolle una buena pared intestinal.

La tabla para colemas y las piezas relacionadas con ella representan un gran avance para aquéllos interesados en implicarse en su propio proceso de curación. Esto no sólo hace posible administrarse un tratamiento para el colon en el hogar, sino que también nos permite una planificación más sencilla de nuestra rutina, un ahorro de tiempo y nos cede el control del proceso. Este utillaje es liviano y económico, es fácil de guardar y puedes llevarlo contigo. Cortar la tabla por la mitad y colocarle unas bisagras te permitirá introducirla fácilmente en una bolsa de viaje que aceptarán en la mayoría de los medios de transporte.

INSTRUCCIONES PARA LA ADMINISTRACIÓN DE UN COLEMA

La tabla para colemas se ha diseñado para proporcionar una forma segura y sencilla de administrar un enema profundo que llegue hasta el colon. Una vez te encuentres en la postura adecuada, podrás relajarte y prácticamente disfrutar del resto del procedimiento. Tendrás las dos manos libres, por lo que podrás masajearte el abdomen y el colon suavemente. Para obtener los mejores resultados, el masaje es lo más importante.

Introduce agua que esté a temperatura corporal en un cubo de plástico de dieciséis o veinte litros de capacidad. No lo llenes completamente. El cubo puede colgar de un gancho, del tubo de la alcachofa de la ducha o puedes colocarlo sobre un fregadero o una caja. Asegúrate de que el cubo sea lo suficientemente resistente como para poder contener veinte litros de agua y que el lugar del que cuelga sea lo bastante robusto como para soportar el cubo. Debería haber aproximadamente 1,20 metros entre la tabla para colemas y la base del cubo. Añade la mezcla que desees (agua de arcilla, infusión de semillas de lino o ajo) al agua.

Coloca el extremo operativo de la tabla para colemas sobre el inodoro. La parte superior de la tabla, donde reposará la cabeza, puede colocarse, por comodidad, sobre una silla o sobre el lado de la bañera. Para evitar salpicaduras de la materia fecal que se evacuará, coloca la tapa de la tabla antisalpicaduras por encima del extremo inferior de la tabla para colemas. Comprueba para asegurarte de que el agua pueda fluir libremente a lo largo el tubo que llega hasta el recto.

Coloca una toalla doblada o una esterilla de espuma sobre la tabla, de modo que resulte cómodo tumbarse sobre ella. Antes de insertar la boquilla para colemas en el tubo, enjuágala bien. Aplica una pequeña cantidad de lubricante sobre el tubo rectal, de modo que la boquilla para colemas se inserte fácilmente, yendo con cuidado para no obturar los agujeros. Coloca el cuerpo sobre la tabla para colemas para así introducir con facilidad la boquilla para colemas en el recto. Desliza el cuerpo hacia abajo hasta que tus nalgas contacten con los bordes de madera del soporte.

Abre la pinza o la abrazadera para permitir que la solución fluya hacia el interior del colon. No tienes que retirar la boquilla rectal para poder evacuar. La materia fecal bordeará la boquilla, permitiendo una eliminación normal. La tabla para colemas potencia una peristalsis normal sin dar lugar a una distensión intestinal. Inicia el masaje abdominal. Empieza a masajear hacia arriba el lado izquierdo. Si te encuentras con cualquier área sensible o irritada, sigue masajeando hasta que el dolor desaparezca. Continúa hasta llegar a las costillas de la izquierda, luego ve avanzando hacia el otro lado del abdomen y desciende por el lado derecho. Esto llevará la solución hacia el colon ascendente. Cuando sientas calambres o el deseo de evacuar, cierra la pinza del agua (la entrada de agua) y, sencillamente, defeca. La pequeña boquilla, parecida a la punta de un lápiz, permitirá que evacues libremente sin necesidad de retirarla.

Continúa con este procedimiento hasta que hayas eliminado la masa de materia fecal o hasta que se haya agotado el agua del cubo. Esto normalmente llevará unos treinta minutos. Asegúrate de cerrar la pinza antes de haber usado toda el agua, para así mantener el sifonado en la manguera.

Tras finalizar el colema, limpia la tabla y los tubos con una solución germicida. Al retirar la boquilla para limpiarla, asegúrate de reemplazar la pieza de tubo de goma de seis milímetros de diámetro que sujeta la boquilla al soporte ajustable del tubo rectal. Se recomienda sumergir la boquilla en una solución germicida y guardarla hasta el siguiente colema.

SIFONAR LA MANGUERA

Para iniciar el flujo de agua en la manguera, debes sifonarlo. Esto se consigue colocando debajo del grifo el extremo que se introduce en el cubo. Haz pasar agua a través de él, superando el tubo en forma de «U», y luego sujétalo en alto de modo que el agua pueda circular a lo largo de la parte larga de la manguera. Una vez ya circule en sentido descendente, cierra la pinza, luego empieza de la misma forma en que lo hiciste antes y tu sifón estará ya operativo. La idea es que cuando el agua sea arrastrada en sentido descendente por la parte larga de la manguera, atraerá de forma natural al agua del cubo en sentido descendente por la manguera, superando el tubo en forma de «U».

Para mantener el flujo del sifón cierra siempre la abrazadera o pinza antes de que el cubo se quede sin líquido. De este modo conservarás la fuerza de succión sin tener que volver a sifonar. Si el cubo se queda sin agua, deberás repetir el proceso inicial.

ADICIONES A LA SOLUCIÓN DE AGUA PARA EL COLEMA

Hay algunos aditivos que puede que mencione para su incorporación al agua para el colema. En primer lugar puedes añadir un litro de infusión de semillas de lino o ¼ taza de clorofila líquida en caso de tener colitis o el intestino irritado. Puedes agregar agua de arcilla, que creo que tiene un mayor efecto sobre la membrana mucosa, haciendo que se vaya soltando y se desprenda con mayor rapidez. Por supuesto, este procedimiento se repite dos veces diarias durante el período de siete jornadas. Después de esta semana se seguirá el programa de mantenimiento durante siete semanas. Si padeces un problema de salud grave, puedes continuar con otro programa de limpieza y regeneración. Creo que éste es el Programa Definitivo de Limpieza y Regeneración, un proceso que que elimina completa y totalmente el material tóxico del intestino.

REFLEXIONES ADICIONALES

El Programa Definitivo de Limpieza y Regeneración de los Tejidos es formidable para superar el dolor: los dolores de todo tipo en cualquier parte del cuerpo, como por ejemplo la artritis, la cefalea, etc. Al superar enfermedades degenerativas graves, se recomienda que el tratamiento prosiga durante un par de meses. Puede utilizarse durante un año o más tiempo, según te recomiende tu médico. Debería comprenderse que este tratamiento no puede considerarse una panacea, sino más bien un paso importante para conducir al organismo hacia la detoxificación y la limpieza y regeneración.

El tratamiento debe administrarse de acuerdo con el grado de respuesta del paciente: deberemos estar muy atentos a las reacciones. Puede que un paciente no pueda resistir más que tres días al principio, especialmente en el caso de los ancianos y los muy débiles. Puede que un día sea todo lo que un paciente cuyos niveles de energía desciendan abruptamente pueda soportar.

Tras el programa de siete días de duración, podrías tener en cuenta el tomar los productos del doctor Jensen Forever Young New Start Colostrum (calostro) y *Lactobacillus acidophilus*. Estos productos ayudarán a acidificar el intestino. Infórmate sobre estos productos.

Éste es el programa de detoxificación más potente que conozco. Abórdalo con respeto. Estamos liberando unos poderosos poderes de curación que pueden resultar abrumadores para los no iniciados.

EL DISEÑO DE LA TABLA PARA COLEMAS

Las siguientes fotografías ilustran el diseño de la tabla para colemas, el plano y su uso. Es un componente esencial para el éxito del Programa Definitivo de Limpieza y Regeneración. **Nota:** Las tablas para colemas que vemos en este libro son aparatos patentados. Su imitación exacta será motivo de infracción de los derechos de patente y, por lo tanto, debe evitarse. Para aquellos que deseen adquirir una tabla prefabricada o que estén buscando componentes, ofrecemos una lista con las siguientes compañías: en EE.UU., Colema Boards, Inc.; Bon Roy Enterprises; Ultimate Colonics; Jennings Home Colonic Boards y V. E. Irons, Inc.; y en Canadá, Take Care Health Products. (*Véase* el apartado de Bibliografía para obtener las direcciones).

Creo que todas las tablas mostradas a continuación desempeñan el mismo cometido. Son fabricadas por las distintas compañías y puedes escoger la que más te guste. Hemos usado las de Colema Boards, Inc. desde la instauración de este programa.

1. Asegúrate de que el cubo de veinte litros se encuentre por lo menos 1,20 metros por encima del paciente y en una posición estable y segura.
2. Puedes colgar el cubo si su peso puede soportarse adecuadamente.
3. Inicia el sifonado llenando el tubo con agua y sumergiéndolo en un cubo lleno de agua para el colema.
4. La tabla mide 115 cm x 39 cm y es un aparato patentado.

5. El extremo superior de la tabla debe apoyarse sobre la bañera, un taburete o una silla.

6. Detalle del extremo funcional de la tabla para colemas mostrando el tubo de entrada.

7. La boquilla rectal para los colemas mide aproximadamete 20 cm de largo y tiene 6 mm de diámetro.

8. Lubrica el extremo con gel K-Y antes de usarlo.

9. Insertando la boquilla en el tubo flexible.

10. Boquilla colocada en su lugar.

11. Tapa antisalpicaduras colocada en su lugar.

12. Lista para usar.

13. Detalle del extremo funcional que muestra el tamaño relativo y la posición de las partes.

14. Vista general de la tabla colocada.

15. Colocando la tabla antisalpicaduras sobre el extremo de salida y mostrando un mayor detalle.

16. Ponte cómodo durante entre media hora y tres cuartos de hora.

17. Es realmente muy sencillo y nada complicado en absoluto.

18. Túmbate y eleva las piernas, desplazando las nalgas hacia delante. *No* insertes la boquilla más de 7,5 cm en el recto.

19. Las nalgas deben contactar con los bordes de la tapa.

20. Regula las pinzas o la abrazadera con una mano que tengas libre, dejando fluir la solución de agua.

21. Unas sencillas pinzas o una abrazadera controlan el flujo del agua. Tú mismo lo haces, así que dispones del control completo.

22. Ya estás listo.

23. Relájate y reposa durante el tratamiento.

Tablas para colemas en distintas posiciones y la utilización de la tabla: colocación en habitaciones pequeñas, autocaravanas, etc. Tablas plegables para su transporte durante viajes (llevadas en maletas).

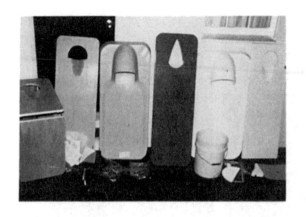

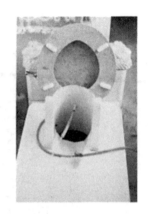

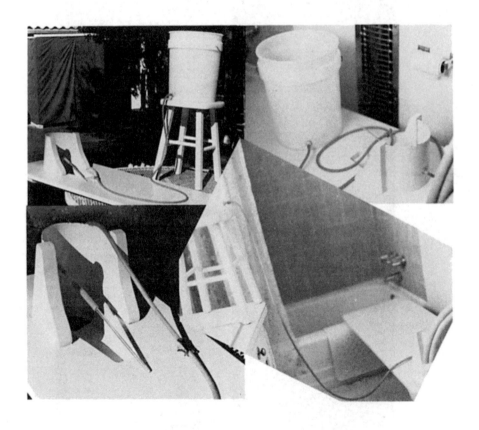

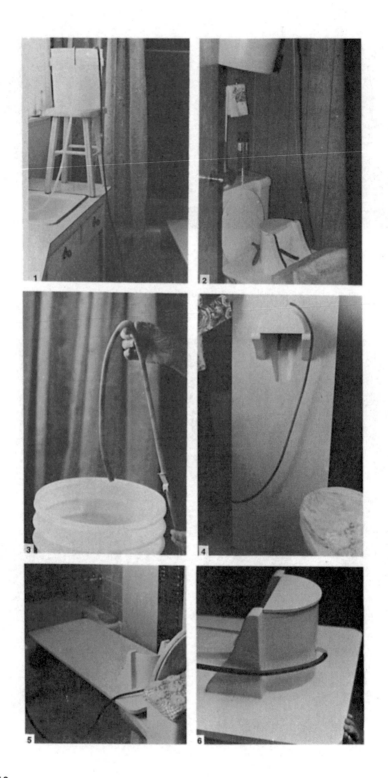

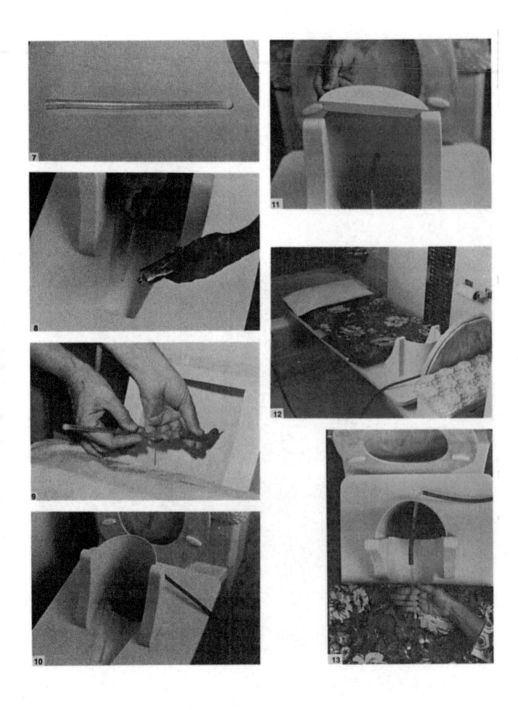

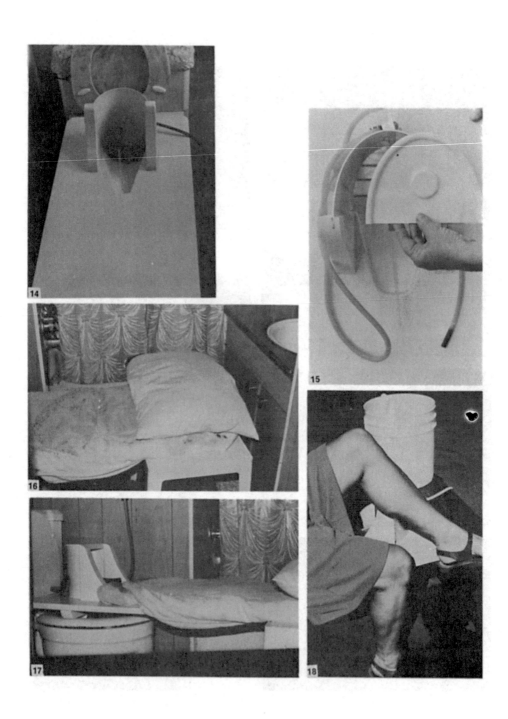

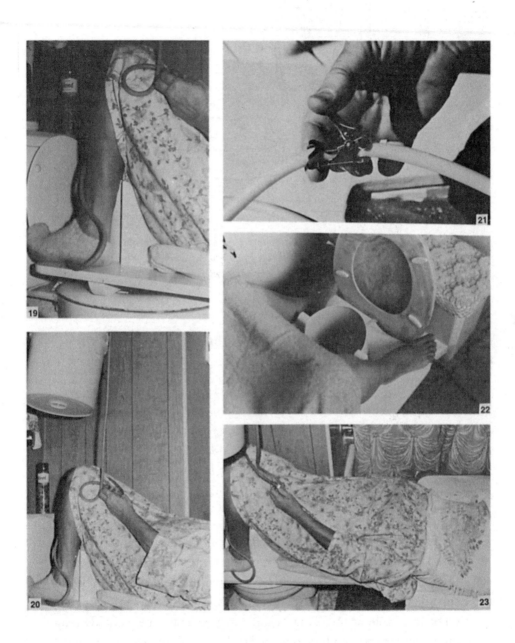

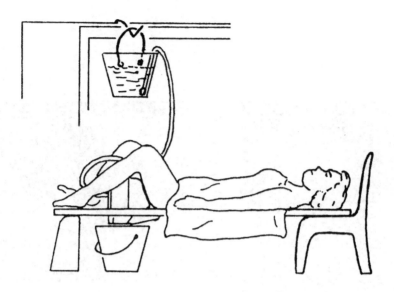

Cuelga el cubo de un gancho, una barra para la alcachofa de la ducha o en un lugar que soporte el peso (cuélgalo de modo que haya unos 1,20 metros desde encima de la tabla y la parte inferior del cubo).

TEN MUCHO CUIDADO

Introduce la boquilla rectal no más de 7,5 centímetros en el ano, ya que la distancia que hay entre el ano y el giro que da el intestino en el punto en el que la flexura sigmoide se une al recto se encuentra a sólo unos 12,5 cm en la mayoría de personas, y en algunas a una menor distancia. Introducir demasiado la boquilla de plástico podría dar como resultado la irritación de la pared intestinal.

El cubo para el colema se puede colgar de un gancho o una barra para la alcachofa de la ducha, o colocarse sobre un fregadero o una caja. La tabla para colemas puede tener el extremo funcional colocado bajo un cubo de veinte litros, y el extremo para la cabeza se situará sobre una silla, o podemos colocar toda la tabla sobre una bañera con el cubo de veinte litros sobre el extremo funcional de la tabla. También puedes situarla sobre el inodoro.

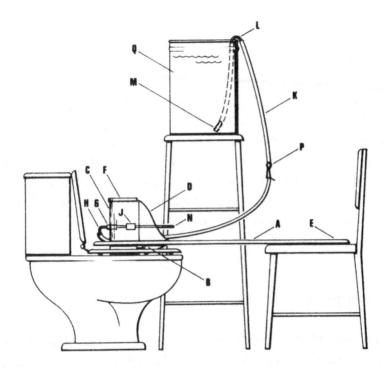

A Tabla para colemas

B Valle o desagüe para los excrementos

C Tabla antisalpicaduras

D Soporte para las nalgas

E Zona de la tabla para la cabeza

F Tapa de la tabla antisalpicaduras

G Conector de plástico (pasa a través de la tabla antisalpicaduras)

H Tubo en forma de «L»

J Tubo quirúrgico de látex (corto, de 7,5 cm)

K Tubo quirúrgico de látex (largo)

L Tubo en forma de «U» con revestimiento de látex (se curva por encima del borde del cubo)

M Punta metálica (para mantener el extremo del tubo cerca del fondo del cubo)

N Boquilla para el colon

P Pinza o abrazadera (para controlar el flujo de gua)

Q Cubo (no incluido)

PREPARACIÓN DEL COLEMA

Colema matinal

Deberías añadir un aditivo al agua para el colema. Puede tratarse de un litro de infusión de semillas de lino para los dieciséis-veinte litros de agua, clorofila líquida o melaza, tal y como se menciona más abajo. Masajéate el abdomen en círculos o usa un vibrador sobre el colon, yendo desde el lado izquierdo, en sentido ascendente, hasta el colon transverso, avanza hacia el otro lado del abdomen, de izquierda a derecha, y luego desciende por el colon ascendente, situado en el lado derecho. No uses sólo agua, ya que es irritante para el intestino.

Colema vespertino

Añade entre ¼ y ½ taza de agua de arcilla a los veinte litros de agua. Repite el masaje o usa el vibrador. *Si empleas café (cosa que no recomiendo), no lo mezcles con el agua de arcilla, ya que se neutralizan entre sí.*

Si crees que puedes estar infestado por gusanos intestinales, puedes reemplazar los enemas de agua de arcilla por enemas de ajo el tercer y el cuarto día del programa (incluso aunque no tengas gusanos intestinales, se trata de un buen limpiador intestinal).

Para prepararlo, introduce cuatro dientes de ajo no pelados (limpios) en una batidora junto con una taza de agua, licúalos, filtra el líquido y añádelo al agua para el colema. Administra el colema de la forma usual. Los colemas de melaza también van bien: añade dos cucharadas soperas de melaza al agua para el colema. No se añade ningún otro ingrediente.

Durante el programa de siete días de duración puede que desees que te hagan masajes, reflexología podal o tomar baños con sales de Epsom (sulfato de magnesia): todos ellos son buenos.

Opcional después de los colemas

Puedes usar implantes rectales. Todos los implantes se introducen en una jeringa para enemas para bebés y se meten a presión en el recto. En el caso de padecer colitis o hemorragias usa una taza de infusión de semillas de lino y dos cucharadas soperas de clorofila líquida, o utiliza entre tres y cinco tabletas de alfalfa o de Chlorella trituradas y añade tanto líquido como puedan aceptar. Para ayudar a la evacuación, añade una cucharada sopera colmada de alfalfa o Chlorella en polvo, media taza de agua de arcilla y añade agua para diluir la mezcla lo suficiente como para que circule libremente a través de la jeringa.

Tras el programa de siete días de duración, bebe cultivo de *Lactobacillus acidophilus* durante un mes. Toma una taza por la mañana y otra por la noche. Deberías hacer esto tras cada programa de siete días de duración.

Pide instrucciones concretas de tu médico con respecto a los suplementos futuros.

Se aconseja llevar a cabo de nuevo el programa de siete días de duración siete semanas después.

CONCLUYENDO EL TRATAMIENTO DE LIMPIEZA Y REGENERACIÓN DE LOS TEJIDOS

Para volver a acostumbrar al intestino a las comidas normales, se recomienda la implantación del siguiente programa. Esta minidieta preparará los órganos digestivos para su funcionamiento normal y hará que la transición desde el tratamiento de limpieza y regeneración a las comidas normales sea muy suave.

Primer día:

Desayuno: Zanahorias ralladas, ligeramente hervidas.
Almuerzo: Ensalada grande; yogur o requesón o bebida de leche de almendras.
Cena: Ensalada grande; una verdura cocida al vapor.

Segundo día:

Desayuno: Fruta fresca o frutas pasas rehidratadas; cereales o huevo pasado por agua.

Almuerzo: Ensalada grande; una verdura cocinada al vapor; yogur o requesón o bebida de leche de almendras.

Cena: Ensalada grande; una verdura cocinada al vapor; una proteína. Come ligero, lentamente y mastica bien. Se permite tomar infusiones o zumos a voluntad entre comidas.

Tercer día:

Inicia la dieta normal.

PROGRAMA DE MANTENIMIENTO Y PLAN DE REJUVENECIMIENTO CONTINUO

Este programa de mantenimiento está diseñado para seguirlo después del programa de limpieza y regeneración de siete días de duración. Seguirás este programa de mantenimiento durante siete semanas, luego retomarás el programa de limpieza y regeneración de siete días de duración, y después pasarás de nuevo al programa de mantenimiento, que ahora seguirás durante entre seis y ocho meses.

PLAN

1. Programa de limpieza y regeneración de siete días de duración
2. Programa de mantenimiento: siete semanas
3. Programa de limpieza y regeneración de siete días de duración de nuevo
4. Programa de mantenimiento: entre seis y ocho meses

INSTRUCCIONES PARA EL PROGRAMA DE MANTENIMIENTO

A diario	Cepillado de la piel, 3-5 minutos
Bebida limpiadora:	Dos veces por día, por la mañana y por la noche
PRIMERA PARTE:	60 ml de zumo de manzana
	1 cucharada sopera de agua de arcilla
	1 cucharada de postre de limpiador intestinal
	AGÍTALA BIEN Y BÉBELA
SEGUNDA PARTE:	300 ml de agua
	1 cucharada sopera de vinagre de sidra
	1 cucharada de postre de miel
Suplementos:	Tres veces al día con las comidas:
Afalfa o	Seis (usa alfalfa o Chlorella)
Chlorella	Ocho (usa alfalfa o Chlorella)
Aceite de germen de trigo	Una
Vitamina C	100 mg dos veces al día
Niacina	50 mg dos veces al día
Di-Gest-It	Tres
Tabletas de remolacha	Una
Tabletas de alga dulse o	Una tableta. (Usa tabletas o líquido.)
alga dulse líquida	Medio cuentagotas. (Usa tabletas o líquido.)
Calcio líquido	Dos veces al día, una cucharada sopera, mañana y noche.
Aceite de hígado de bacalao	Una vez al día, una cucharada sopera (o dos cápsulas), por la noche
Colema:	UNO diario. No uses agua sola. Añade infusión de semillas de lino o clorofila líquida. (Si crees que necesitas más de un colema diario durante este programa de mantenimiento, está bien administrarse otro. Si te saltas un colema durante el período de seis a ocho meses, tampoco pasa nada).
DESCANSO	Mucho descanso durante todo el día. Vete a la cama hacia las 21:00 h o las 21:30 h.

SUPLEMENTOS TRAS EL COLEMA Y ALIMENTOS DE MANTENIMIENTO

Aquí tenemos una lista de suplementos que ayudarán enormemente a la propia reconstrucción después de haber finalizado el tratamiento de limpieza y regeneración de los tejidos. El zinc, la vitamina E (800 UI a diario), la vitamina C (hasta 10.000 mg a diario), la vitamina A (50.000 UI a diario, no artificial, el aceite de hígado de pescado noruego es el mejor), levadura de cerveza, melaza negra (sin azufre), cápsulas de lecitina (entre dos y cuatro diarias), Eugalan Topfer Forte (un cultivo de *Lactobacillus acidophilus*, sigue las indicaciones del envase); tómalos durante treinta días después del programa de limpieza y regeneración de los tejidos de siete días de duración.

La vitamina A es especialmente buena en los casos de cualquier trastorno intestinal, úlceras, colitis y para librarse de las infecciones. En combinación con la vitamina F, las dos son los mejores suplementos para las membranas mucosas.

Usa levadura de cerveza para obtener un suplemento de las vitaminas del grupo B. Para tener un poco más de energía, toma una cucharada de postre de miel disuelta en un vaso de agua templada.

Una buena forma de empezar el día es tomar dos cucharadas de vinagre de sidra de manzana natural en un vaso de agua tibia cada mañana antes de desayunar. También va bien para aquellos que intentan perder peso, ya que es un reductor de grasa. También es muy rico en potasio, que respalda al corazón, colabora para eliminar las infecciones de orina y ayuda a modificar la flora intestinal haciendo que se torne más beneficiosa.

Otra buena idea consiste en tomar una cucharada de postre de clorofila líquida en un vaso de agua templada antes del desayuno.

Aquí tenemos una lista de los alimentos «constructores» más potentes: mantequilla de semillas de girasol, mantequilla de sésamo, mantequilla de almendra, queso de cabra hecho con leche cruda, queso que se desmenuza (curado), ñames asados, arroz integral, polenta, centeno, mijo, sardinas, tofu, aguacate, requesón, leche acidificada, huevos, judías y legumbres.

Aquí tenemos los alimentos más limpiadores y que más combaten las infecciones: pimientos verdes, tomates, guisantes frescos, berros, calabazas, toda clase de bayas, melones, verduras (especialmente el perejil), zumos de verduras y frutas, nabos (sin su zumo) y alimentos crudos.

Tras el tratamiento, puedes tomar chucrut (sin sal) como laxante natural. Consúmelo también en caso de síntomas de estreñimiento.

PREGUNTAS Y RESPUESTAS SOBRE EL TRATAMIENTO CON COLEMAS

PREGUNTA   ¿Por qué razón concreta se administra un enema de infusión de semillas de lino?

RESPUESTA   Puede administrarse en cualquier momento, pero en especial si tienes hemorragias intestinales, ya que la semilla de lino es muy curativa. Además, en caso de un intestino con hemorragias, añade un par de cucharadas de postre de clorofila líquida al enema con infusión de semillas de lino. Esto será de ayuda en los casos de inflamación intestinal.

PREGUNTA   ¿Cuántos productos lácteos deberíamos tomar?

RESPUESTA   Una cantidad excesiva de productos lácteos da lugar a la producción de moco y problemas bronquiales. Sin embargo, uno o dos vasos de leche al día no provocarán muchos problemas. Hay sustitutivos de la leche, como las leches de frutos secos, que no provocarán catarro. También puedes adquirir queso natural elaborado a partir de leche entera cruda.

PREGUNTA   Nos has dicho que tomáramos pescado blanco con aletas. ¿Qué tipo de pescado concreto es ése?

RESPUESTA   Trucha, bacalao, lenguado, salmón, fletán, etc.: cualquier pescado con escamas y aletas. Podemos consumir pescado congelado, pero es mejor que sea fresco.

PREGUNTA   Al tomar la niacina, experimento rubor, siento prurito y sangro, pero esto no sucede cuando tomo la niacina de liberación lenta.

RESPUESTA   El programa exige la ingesta de 100 mg de niacina tres veces al día, pero puedes reducirla a 25 mg tres veces al día. El rubor es necesario para forzar a la sangre a llegar a partes de tus intestinos en las que hay infecciones. Al igual que experimentas rubor en el exterior, también lo tendrás en el interior.

PREGUNTA   ¿Deberíamos tomar una cucharada de postre de aceite de hígado de bacalao y debería ingerirse junto con el Calphonite (un suplemento de calcio que contiene fósforo, manganeso y magnesio) para que evite el hígado y llegue directamente al torrente sanguíneo?

RESPUESTA Toma una cucharada sopera antes del Calphonite. No te preocupes por tener que evitar nada. Sigue las instrucciones explícitamente y no te preocupes por ello.

PREGUNTA ¿Por qué es necesario tomar el Calphonite primero?

RESPUESTA No tomarás el Calphonite primero, sino el aceite de hígado de bacalao. Parece ser que sienta mejor y no provoca arcadas. Toma el aceite de hígado de bacalao por la noche, antes de irte a dormir, de modo que avance a través de la vesícula biliar y del hígado sin alterar demasiado las cosas.

PREGUNTA ¿Cómo se abandona este ayuno?

RESPUESTA En primer lugar, debemos saber que éste no es un verdadero ayuno. El ayuno significa una abstinencia completa de nutrientes. Éste es un programa de limpieza y regeneración, y la forma de finalizarlo es con frutas blandas, como melocotones o albaricoques tiernos. También podemos comer zanahorias ralladas y levemente hervidas, y también manzanas ligeramente cocidas. También deberías consumir una verdura cocida, zanahorias o remolachas. Entre comidas puedes tomar zumo de apio o de zanahoria, o caldo de verduras. Al día siguiente puedes comer cereales con frutas pasas rehidratadas o un plátano para desayunar. Zanahorias ralladas, cereales de mijo y una ensalada pequeña para almorzar. Para cenar puedes tomar otra ensalada y una verdura cocida. Al día siguiente puedes iniciar mi dieta normal.

PREGUNTA ¿Cómo debería comportarme durante el día mientras siga este programa de eliminación?

RESPUESTA Cuanto más descanso puedas proporcionar a tu organismo, mejor. Da un paseo corto. Adminístrate los colemas y después reposa por lo menos media hora. No obstante, el descanso es lo más importante.

PREGUNTA ¿Qué hay de comer gambas y cangrejos?

RESPUESTA No incluyas estos alimentos en tu dieta.

PREGUNTA ¿Es correcto tomar un sustitutivo del café?

RESPUESTA	Todos los sustitutivos del café son mediocres, pero si debes tomar uno, prueba con Pero o Sanocaf, que se elaboran en Suiza.
PREGUNTA	¿Durante cuánto tiempo seguiremos el programa de eliminación?
RESPUESTA	Yo recomiendo el programa de eliminación de siete días de duración, pero el tiempo vendrá determinado por cada caso concreto.
PREGUNTA	¿Es mejor la administración del colema por la mañana o por la noche?
RESPUESTA	Yo prefiero por la mañana, pero adminístratelo una vez al día. Después de dos o tres meses, podrás hasta saltarte un día, si es necesario. Toma la fibra y el agua de arcilla dos veces al día, por la mañana y por la noche.
PREGUNTA	¿Qué otros suplementos deberían tomarse?
RESPUESTA	Deberían tomarse los suplementos mencionados para este programa de limpieza y regeneración, ya que trabajan en favor de la limpieza y la regeneración. Tras el programa, lo mejor es tomar calostro a diario durante dos o tres meses para tener unas buenas defecaciones naturales. El calostro es un líquido natural contenido en la leche materna tras el alumbramiento. El calostro inicia las evacuaciones naturales en el bebé y asienta la flora intestinal para que haya unas buenas defecaciones para la salud del niño. El New Start Colostrum (calostro) te ayudará a comenzar tras el programa para que tengas una mejor actividad intestinal en el futuro.
PREGUNTA	¿Debería tomar *Lactobacillus acidophilus* mientras sigo el tratamiento del programa de limpieza y regeneración de los tejidos junto con los colemas?
RESPUESTA	No, pero tómalos después. Tómalos al regresar a tu hogar, quizás en forma de implante. Puedes hacerlo durante un mes o dos después de este programa.
PREGUNTA	Yo elaboro queso de cabra. ¿Debería beberme el suero?
RESPUESTA	Sí. El suero es lo mejor para que el estómago produzca el ácido clorhídrico necesario para la digestión.
PREGUNTA	¿Es demasiado rico en sodio para mí?

RESPUESTA	No, ya que no tomarás grandes cantidades.
PREGUNTA	Mientras sigo este programa de limpieza y regeneración, ¿si siento dolor o tengo gases, debería administrarme otro colema?
RESPUESTA	Sí. En cualquier caso en que experimentes dolor o molestias intestinales es mejor administrarse otro colema, y puedes hacerlo de forma sucesiva sin provocar daño alguno.
PREGUNTA	¿Pueden usarse huesos de pollo para preparar la sopa de caldo de ternera? ¿Deberían ser crudos o pueden proceder de un pollo asado?
RESPUESTA	Sí, puedes usar huesos de pollo, y es preferible que sean crudos, aunque también puedes usar huesos de pollo asado.
PREGUNTA	¿Por qué bebemos la mezcla de vinagre y miel?
RESPUESTA	Ayuda a llevar a cabo parte del trabajo que realiza el ácido clorhídrico en el estómago, digiriendo las proteínas. Modifica el equilibrio ácido-alcalino en el organismo para que elimine más ácidos a través de la orina.
PREGUNTA	¿Provocará calambres musculares una sobredosis de calcio?
RESPUESTA	Sí, podría provocarlos.
PREGUNTA	¿Cómo controlamos el calcio?
RESPUESTA	Con una buena digestión en el estómago. El yodo controla al calcio. Las verduras y la parte superior de las hortalizas también controlan al calcio.
PREGUNTA	Me preocupa mi peso al someterme a este programa de limpieza y regeneración.
RESPUESTA	La mayoría de la gente que sigue este programa de eliminación no pierde demasiado peso, si es que lo pierde. No estarás ayunando completamente, ya que tomarás zumos y las vitaminas y los minerales, que no dejan de ser alimentos.
PREGUNTA	¿Cuándo debería tomar las tabletas de Digestaid (digestivo)?
RESPUESTA	Durante las comidas.
PREGUNTA	¿Nos hablarás sobre los implantes? ¿Qué se debería utilizar?
RESPUESTA	Los implantes se insertan con una jeringa para enemas para bebés (alrededor de una taza de líquido) en el recto a la hora de irse a dormir, y deberían retenerse durante la noche. El mejor implante consiste en un cultivo de *Lactobacillus aci-*

dophilus. Úsalo durante entre dos y tres meses después del programa de limpieza y regeneración, deja pasar otros dos o tres meses y vuelve a utilizar el implante. Estamos reemplazando a las bacterias favorables del intestino usando un cultivo de *Lactobacillus acidophilus*. Por supuesto, durante el día puedes tomar *Lactobacillus acidophilus* por vía oral. Todos tenemos carencias de las bacterias beneficiosas, pero todavía más si nos administramos colemas frecuentes.

Otros implantes a utilizar son el de aceite de ajo en agua, el de infusión de semillas de lino, el de clorofila líquida, y el de tabletas de Green Life trituradas y agua. El agua de arcilla es un implante que provoca un gran alivio y que podemos usar ocasionalmente. También podemos usar gel de aloe vera y agua como curativo del tejido del colon inflamado. Los implantes deberían administrarse, todos ellos, a la temperatura corporal, ya que el recto evacúa el agua fría más rápidamente.

Algunos médicos recomiendan el yogur o el suero de leche a modo de implantes, y están bien, pero cuando seguimos los tratamientos consistentes en colemas creo que los que he mencionado anteriormente son mejores. Los implantes de suero de leche pueden ayudar a eliminar los gases intestinales extremos.

Los implantes de vinagre y agua pueden ayudar al intestino a librarse de los ácidos y los gérmenes. El aceite de ajo puede ayudar a eliminar los oxiuros en los niños.

PREGUNTA   ¿Mejora el intestino con el uso de los colemas y, llegará el agua al intestino delgado?

RESPUESTA   Creo que la mejor forma de cuidar del intestino es mediante los colemas, y que con el tiempo se vuelve más fuerte. El tono desarrollado se transmitirá a todo el intestino. Lo que resulta más difícil de cuidar es el colon ascendente, que es donde el material tóxico es lanzado dentro del gran colon. A medida que vas desarrollando tono intestinal, se consiguen unos mejores movimientos intestinales y hay menos material tóxico al que hacer frente, así que los tejidos mejoran.

165

PREGUNTA   ¿Pueden revertirse los divertículos?

RESPUESTA   Este trastorno representa una combinación de cualidades intestinales heredadas y una dieta/hábitos alimentarios inade-
cuados. Puede corregirse con colemas, una alimentación correcta y unos ejercicios adecuados usando la tabla inclinada.

PREGUNTA   ¿Por qué me siento débil, especialmente después de un colema?

RESPUESTA   Los colemas son un tratamiento de limpieza y regeneración,
y tu organismo está trabajando para eliminar tóxinas. Ésa es
la razón por la cual estás débil y por la que es tan importante
descansar durante media hora después de cada colema.

PREGUNTA   ¿Deberíamos continuar con el vinagre y la miel a la hora de
las comidas al regresar a nuestro hogar?

RESPUESTA   Toma la fibra, el vinagre y la miel dos veces al día, por la
mañana y por la noche, al abandonar el ayuno. Continuarás
con esto durante varios meses.

PREGUNTA   Me he dado cuenta de que a veces mi corazón parece latir
muy fuerte. ¿Podría estar mi corazón trabajando en exceso?

RESPUESTA   Podría ser que tú estés trabajando más y que tuvieras que
descansar. Los latidos fuertes también podrían estar provocados por la presión de los gases.

PREGUNTA   ¿Es mejor triturar las tabletas que estamos tomando ahora?

RESPUESTA   No. Simplemente pártelas una vez antes de tragarlas.

PREGUNTA   ¿Qué puedo hacer para que mi organismo absorba mejor las
proteínas?

RESPUESTA   Las tensiones emocionales alteran esta capacidad más que
ninguna otra cosa. Además, y por supuesto, tenemos que de-
volver el sodio a la pared del estómago para ayudar a la digestión de las proteínas. Además, ingiere las proteínas de más
fácil digestión.

PREGUNTA   El agua de arcilla parece provocarme estreñimiento al recibir
los colemas. El café parece funcionar mejor.

RESPUESTA   El agua de arcilla tiene tendencia a provocar estreñimiento,
pero aporta mucho alivio a un intestino irritado. Absorbe
noventa veces su peso en excreciones ácidas en el intestino,
así que es el mejor limpiador disponible. Atrae el material a

eliminar. El enema de café es un estimulante para la mayoría de la gente. No puedes padecer estreñimiento durante demasiado tiempo con este tratamiento.

PREGUNTA ¿Puedo mezclar café con el agua de arcilla?

RESPUESTA Es mejor no mezclar ambos, ya que tienen efectos distintos. El agua de arcilla es bastante alcalina y el café es ácido. Ésa es la razón por la que usamos vinagre de sidra en el enema de café.

PREGUNTA ¿Es mejor la administración del colema antes o después de tomar los suplementos?

RESPUESTA Toma los suplementos después del colema.

PREGUNTA ¿Cuál es el mejor momento el día para la administración del colema?

RESPUESTA Por la mañana. Si no es posible, adminístratelo por la noche, pero hazlo una vez por día.

LA LEY DE LA CURACIÓN DE HERING

Trabajo con las ideas más puras posibles, los mejores alimentos posibles y los mejores procesos posibles, y mientras trabajamos con estos ideales, trabajamos en el proceso de reversión. Como has desarrollado la enfermedad a través de las fases aguda, subaguda, crónica y degenerativa, revertiremos y corregiremos estos trastornos mientras revisamos nuestros problemas pasados. Como has desarrollado trastornos en el organismo debido a los alimentos, la contaminación, el trabajo excesivo, el nerviosismo, el estilo de vida, etc., debemos aprender la lección y revertir eso y revivirlo, por así decirlo. Puedes esperar que todos esos problemas regresen a medida que te pones bien. Describo todo esto mejor en mi libro *Doctor-patient Handbook*. Si de verdad quieres ponerte bien, debes seguir este proceso.

Nos encontramos con que la «ley de la curación de Hering» aparece en el proceso de reversión, mientras la curación tiene lugar. En este proceso, el organismo elimina los síntomas y las enfermedades yatrogénicos, los provocados por tratamientos de naturaleza supresiva y que normalmente implicaban el uso de fármacos de algún tipo.

Los asentamientos latentes de cualquier acumulación extraña abandonan el organismo principalmente a través del intestino en formas licuadas de moco o catarro.

Por ejemplo, tuvimos a una paciente aquejada de asma que obtuvo un gran alivio gracias al tratamiento de limpieza y regeneración de los tejidos, pero que desarrolló un absceso uterino enorme que reventó poco después del tratamiento y que supuró el material más hediondo imaginable y siguió haciéndolo durante un mes después.

Perdió muchísimo peso y no lo recuperará hasta que la supuración culmine. Necesitaba la ayuda de un tratamiento de limpieza y regeneración de los tejidos para provocar una eliminación. Este tumor o absceso latente se vio suprimido. Se había visto afectada por secreciones procedentes de los pulmones, los bronquios, la cabeza, los oídos y la nariz durante diecisiete años y, por supuesto, siempre las había suprimido con algún tipo de fármaco.

He dicho muchas veces que si suprimes o no permites que una secreción prosiga hasta que estés limpio por dentro desarrollarás un tumor, y esto es precisamente lo que ella hizo.

INSTRUCCIONES PARA EL CEPILLADO DE LA PIEL

Creo que el cepillado de la piel es una de las mejores formas de bañarse. Ningún jabón puede dejar la piel tan limpia como la piel nueva que tienes debajo de la vieja. El cuerpo fabrica piel nueva cada veinte horas. La piel estará tan limpia como lo esté la sangre.

El cepillado de la piel elimina esta capa superior. Esto ayuda a eliminar los cristales de ácido úrico, el catarro y otros varios ácidos del organismo. La piel debería exudar casi un kilo de desechos ácidos a diario. Mantén a la piel activa. Nadie puede sentirse bien llevando ropa puesta a no ser que se haya cepillado la piel. Es el mejor método para eliminar el anillo escamoso (o borde de costra), tal y como lo encontramos en el ojo, que denota una piel hipoactiva y que exuda pobremente.

Usa un cepillo de cerdas naturales con un mango largo. No es un cepillo caro. *No uses un cepillo con las cerdas de nailon.* Usa este cepillo seco a primera hora de la mañana, cuando te despiertes y antes de ponerte ninguna prenda y antes de bañarte. Úsalo en cualquier dirección y por todo el cuerpo excepto por la cara. Puedes usar un cepillo especial para la cara en el caso del rostro.

EL RÉGIMEN DE ALIMENTACIÓN DIARIA EQUILIBRADA DEL DOCTOR JENSEN

Haz que la utilización del siguiente Régimen Dietético General sea un hábito en tu vida cotidiana. Se trata de una forma saludable de vida porque, al seguirlo, no tendrás que pensar en vitaminas, minerales o calorías. Te daré instrucciones más concretas para tus problemas después de que hayas hecho que este régimen diario sea algo automático.

La mejor dieta posible, a lo largo de un día, consiste en dos frutas distintas, por lo menos entre cuatro y seis verduras, y una fuente de proteína y otra de almidón, con fruta o zumos de verduras entre comidas. Consume por lo menos dos verduras de hoja por día. Los alimentos que consumas a diario deberían ser crudos en un 50 a 60 por 100. Considera este régimen como una ley dietética.

Normas para comer

1. No frías los alimentos ni uses aceites calentados.
2. Si no te sientes completamente bien de mente y cuerpo desde la hora de la anterior comida, sáltate la siguiente.
3. No comas a no ser que sientas un verdadero deseo por el alimento más sencillo.
4. No comas más allá de tus necesidades.
5. Asegúrate de masticar tu alimento concienzudamente.
6. Sáltate comidas si sientes dolor, estás emocionalmente alterado, no tienes hambre, sientes demasiado frío o calor y durante una enfermedad aguda.

BUENOS PENSAMENTOS, BUENAS PALABRAS, BUENAS ACCIONES
(La fórmula para una vida saludable)

Aprende a aceptar cualquier decisión que se tome.

Permite que la otra persona cometa un error y que aprenda.

Aprende a perdonar y a olvidar.

Sé agradecido y bendice a la gente.

Vive en armonía, incluso aunque sea bueno para ti.

No hables sobre tu enfermedad.

Los chismorreos te matarán. Tampoco permitas que ninguna persona te cuente habladurías. Los chismorreos que se escuchan por ahí suelen consistir en envidias.

Estate contigo mismo diez minutos cada día pensando en cómo convertirte en un mejor persona. Reemplaza los pensamientos negativos por pensamientos positivos y edificantes.

Cepíllate la piel a diario. Usa una tabla inclinada a diario.

Toma los cítricos en gajos, y nunca en forma de zumo.

Consume sólo una cantidad limitada de pan (si tienes muchos problemas intestinales, no tomes nada de pan).

Haz ejercicio a diario. Mantén tu columna vertebral flexible. Desarrolla la musculatura abdominal. Respira profundamente.

Camina sobre hierba y arena para tener unos pies felices.

No se permite fumar, consumir bebidas alcohólicas, escupir ni maldecir. Aléjate de la gente inmoral.

Vete a dormir a la caída del sol, a las 21:00 h como máximo, si estás cansado o fatigado, por poco que sea, o si eres incapaz de realizar tu trabajo con energía y vigor. Si estás enfermo, debes descansar más. Duerme al aire libre, fuera de la ciudad, donde corra el aire. Soluciona los problemas por la mañana: no te los lleves a la cama.

LEYES DE LA CURACIÓN CON ALIMENTOS

1. Consume alimentos naturales: el 50-60 por 100 del alimento ingerido debería ser crudo.
2. Tu dieta debería ser alcalina en un 80 por 100 y ácida en un 20 por 100. Fíjate en la tabla de alimentos ácidos/alcalinos en el libro *Vital foods for total health* (Alimentos vitales para una salud total), en la página 100.
3. Proporción: seis verduras diarias, dos frutas diarias, una fuente de almidón diaria y una fuente de proteína diaria.
4. Variedad: varía los azúcares, las proteínas, los almidones las verduras y las frutas en cada comida y cada día.
5. Comer en exceso: puedes matarte con la cantidad de comida que consumas.
6. Combinaciones: separa las fuentes de almidón y las de proteínas. Una en el almuerzo y la otra en la cena. Toma frutas para desayunar y a las 15:00 h.
7. Cocina sin agua. Cocina sin un fuego alto. Cocina sin que el aire toque los alimentos calientes.
8. Hornea, asa o tuesta. Si comes carne, que sea magra, sin grasa, y nada de carne de cerdo. Usa verduras no fumigadas si es posible y consúmelas tan pronto como puedas después de recogidas.
9. Usa utensilios de acero inoxidable para cocinar a fuego bajo.

ANTES DEL DESAYUNO. Al despertarte, y por lo menos media hora antes de desayunar, toma cualquier zumo de fruta natural no edulcorado, como por ejemplo zumo de uva, piña, ciruela pasa, higo, manzana o cereza negra. Se puede usar clorofila líquida: una cucharada de postre en un vaso de agua tibia.

Puedes tomar un caldo o una bebida de lecitina, si quieres. Toma una cucharada de postre de caldo de verduras en polvo y una cucharada sopera de gránulos de lecitina y disuélvelos juntos en un vaso de agua templada.

Entre el zumo de fruta y el desayuno, sigue este programa: cepillado de la piel, ejercicio, respiración profunda o juegos. Ducha. Empieza con agua tibia y ve bajando la temperatura hasta que tu respiración se acelere. Nunca te duches nada más despertarte.

DESAYUNO. Fruta cocida, una fuente de almidón y una bebida saludable o dos piezas de fruta, una fuente de proteína y una bebida saludable. (Las fuentes de almidón y las bebidas saludables están listadas en las recomendaciones para los almuerzos). Frutas pasas, como orejones de albaricoque sin azufre, ciruelas pasas o higos secos, en remojo. Fruta de cualquier tipo: melón, uvas, melocotón, pera, bayas o manzanas asadas, que puedes espolvorear con frutos secos triturados o mantequilla de frutos secos. Siempre que sea posible, consume fruta de temporada.

MENÚS RECOMENDADOS PARA EL DESAYUNO

LUNES
Orejones de albaricoque rehidratados
Gachas de avena/Suplementos
Infusión de paja de avena
Añade huevos, si lo deseas

o

Melocotones cortados en trozos
Requesón/Suplementos
Infusión de hierbas

MARTES
Higos frescos
Cereales de harina de maíz/Suplementos
Infusión de cola de caballo
Añade huevos o mantequilla de frutos secos, si lo deseas

o

Salsa de manzana cruda y moras
Huevos cocidos a fuego lento/Suplementos
Infusión de hierbas

MIÉRCOLES
Orejones de melocotón rehidratados
Cereales de mijo/Suplementos
Infusión de alfamint (mezcla de alfalfa y menta piperita)

Añade huevos, queso o mantequilla de frutos secos, si lo deseas

o

Nectarina y manzana cortadas en trozos
Yogur/Suplementos
Infusión de hierbas

JUEVES

Ciruelas pasas o cualquier otra fruta pasa rehidratada
Cereales de trigo integral/Suplementos
Infusión de paja de avena

o

Pomelo y kumquats
Huevo escalfado/Suplementos
Infusión de hierbas

VIERNES

Rodajas de piña fresca con coco rallado
Cereales de trigo sarraceno/Suplementos
Infusión de menta piperita

o

Manzana asada, caquis
Manzanas crudas picadas/Leche de *Lactobacillus acidophilus*/
Suplementos
Infusión de hierbas

SÁBADO

Muesli con plátano y dátiles
Gachas de centeno/Suplementos
Infusión de cola de caballo

o

Melón cantalupo y fresas
Requesón/Suplementos
Infusión de hierbas

DOMINGO

Salsa de manzana asada con pasas
Gachas de centeno/Suplementos

Infusión de cola de caballo

o

Melón cantalupo y fresas
Requesón/Suplementos
Infusión de hierbas

LA PREPARACIÓN ES DE AYUDA. Frutas pasas rehidratadas: Cúbrelas de agua fría, lleva a ebullición y déjalas reposar toda la noche. En el caso de las uvas pasas basta con verterles agua hirviendo por encima. Esto matará a cualquier insecto y sus huevos.

Cereales integrales: Para cocinarlos correctamente con el mínimo calor posible usa un cazo para hervir al baño maría o un cocínalos en un termo.

Suplementos: (Añádelos al cereal o la fruta). Harina de semillas de girasol, salvado de arroz, germen de trigo, harina de semillas de lino (aproximadamente una cucharada de postre de cada). Incluso puedes espolvorear un poco de alga dulse por encima junto con algo de caldo en polvo.

10:30 h. Caldo de verduras, zumo de verduras o zumo de fruta.

COMIDA. Ensalada de verduras crudas o como se indique; una o dos fuentes de almidón que aparezcan en la lista y una bebida saludable. Obtén sugerencias para las ensaladas en el libro de cocina y guía de los alimentos del doctor Jensen *Vital foods for total health*.

NOTA: Si sigues un régimen estricto, utiliza sólo uno de los primeros siete tipos de almidón a diario. Varía el tipo de almidón de un día a otro.

RECOMENDACIONES SOBRE LAS VERDURAS PARA LA ENSALADA DE VERDURAS CRUDAS. Tomates (cítricos), lechugas (de los tipos de hojas verdes, como la lechuga romana), apio, pepino, brotes de soja, pimientos verdes, aguacate, perejil, berros, endivias, cebolla (s) y col (s). (La «s» denota alimentos que contienen azufre).

ALMIDONES. Polenta, patatas asadas, plátano asado (o por lo menos muy maduro), cebada (un alimento invernal), arroz integral o arroz salvaje cocidos al vapor, mijo (en forma de cereales), calabaza, gachas de avena, cereales de trigo integral, harina del doctor Jackson (contiene trigo integral, centeno integral, salvado de arroz y semillas de lino), pan integral, pan de trigo integral molido (contiene trigo integral, centeno, soja, pan de maíz, bollos de fibra y galletas de centeno).

RECOMENDACIONES PARA LAS BEBIDAS. Caldo de verduras, sopa, sustitutivo del café, suero de leche, leche cruda, infusión de paja de avena, infusión de alfamint (alfalfa y menta piperita), infusión de arándanos, infusión de papaya o cualquier bebida saludable.

MENÚS RECOMENDADOS PARA EL ALMUERZO

LUNES
Ensalada de verduras
Garrofones enanos, patata asada
Infusión de hierbabuena

MARTES
Ensalada de verduras con mayonesa saludable
Espárragos cocidos al vapor
Plátanos muy maduros o arroz integral cocido al vapor
Caldo de verduras o infusión de hierbas

MIÉRCOLES
Plato de ensalada de verduras crudas con aliño de nata agria
Judías verdes cocidas o calabaza asada
Pan de maíz
Infusión de sasafrás

JUEVES
Ensalada con aliño francés (aceite, vinagre, tomate y pimentón)
Calabacín y ocra asados
Maíz en su mazorca
Galletas de centeno
Suero de leche o infusión de hierbas

VIERNES
Ensalada
Pimiento verde asado relleno de berenjena y tomates
Patata asada o bollo de fibra
Sopa de zanahoria o infusión de hierbas

SÁBADO
Ensalada
Nabos y grelos asados
Ñame asado
Infusión de hierba gatera

DOMINGO
Ensalada con aliño de aceite y limón
Cebada entera cocida al vapor
Crema de sopa de apio
Acelgas cocidas al vapor
Infusión de hierbas

VERDURAS DE ENSALADA. Usa abundantes verduras. Escoge cuatro o cinco verduras de entre las siguientes: lechuga, berros, espinacas, hojas de remolacha, perejil, brotes de alfalfa, col, acelgas, hierbas aromáticas, cualquier hoja verde, pepino, brotes de soja, cebolla, pimiento verde, pimiento rojo, zanahoria, nabos, calabacín, espárragos, apio, ocra, rábanos, etc.

El libro *Vital foods for total health. Nature's own cookbook,* del doctor Bernard Jensen (quiropráctico), es una guía completa sobre los alimentos. Contiene tablas orientativas sobre el contenido en vitaminas y minerales, y tablas del contenido ácido-alcalino, con instrucciones completas para unas combinaciones perfectas para asegurarte un equilibrio diario correcto, diseñado para hacer que te pongas bien y mantenerte así. Este libro muestra cómo cocinar, preparar y servir los alimentos de forma saludable.

15:00 h: Cóctel saludable, zumo o fruta.

CENA. Ensalada de verduras crudas, dos verduras cocidas, una fuente de proteína y un caldo o una bebida saludable, si lo deseas. Verduras cocidas: guisantes, alcachofas, zanahorias, remolachas, nabos, espinacas, partes verdes de la remolacha, judías verdes, acelgas, berenjenas, calabacines, calabaza, brécol (s), coliflor (s), col (s), coles de Bruselas (s), cebollas (s) o cualquier otra verdura excepto las patatas (la «s» denota que son alimentos que contienen azufre).

BEBIDAS. Caldo de verduras, sopa o bebida saludable.

PROTEÍNAS
Una vez por semana: Pescado: Consume pescado blanco, como lenguado, fletán o trucha. Vegetarianos: Comed soja, garrofones, requesón, semillas de girasol y otras semillas, también mantequillas de semillas, mantequillas de frutos secos, bebidas de leche de frutos secos, huevos.
Dos veces por semana: Requesón o cualquier queso curado.
Tres veces por semana: Carne: Consume sólo carne magra. Nunca comas cerdo, grasas ni carnes curadas. Vegetarianos: Usad sustitutivos de la carne o proteínas de origen vegetal.
Una vez a la semana: Tortilla francesa.

Si consumes una fuente de proteína en la cena se permite tomar un postre saludable, aunque no se recomienda. Nunca consumas juntas fuentes de proteína y de almidón. (Nótese cómo están separadas).

Puedes intercambiar el almuerzo por la cena, pero sigue el mismo régimen. Hace falta ejercicio para manejarse con los alimentos crudos, y generalmente hacemos más después del almuerzo. Ésta es la razón por la que se aconseja una ensalada de verduras crudas en el almuerzo. Si comes bocadillos, toma verduras al mismo tiempo.

MENÚS RECOMENDADOS PARA LA CENA

LUNES
Ensalada
Apio y zanahorias cortados en dados
Espinaca cocida al vapor
Tortilla francesa
Caldo de verduras

MARTES
Ensalada
Partes verdes (superiores) de la remolacha cocidas
Filete de ternera asado o hamburguesas de ternera
Coliflor
Infusión de consuelda

MIÉRCOLES
Requesón
Varitas de queso
Manzanas, melocotones, uvas, frutos secos
Cóctel de concentrado de manzana

JUEVES
Ensalada
Acelgas cocidas al vapor
Berenjena asada
Hígado y cebolla a la plancha
Batido de caqui (opcional)
Infusión de alfamint (alfalfa y menta piperita)

VIERNES
Ensalada con yogur y aliño de limón
Verduras variadas cocidas al vapor
Remolachas
Pescado cocido al vapor con un gajo de limón
Sopa de puerro

SÁBADO
Ensalada
Judías verdes cocidas
Calabaza cocida
Pastel de zanahoria y queso
Crema de sopa de lentejas
Gelatina de melocotón fresco con crema de almendras

DOMINGO
Ensalada
Zanahorias cortadas en dados y guisantes cocidos al vapor
Gelatina de tomate
Pierna de cordero asada
Salsa de menta

EL SISTEMA INMUNITARIO

El sistema inmunitario está formado por un sistema de tejidos y células especializados y anticuerpos, además de ese aspecto de la inmunidad en el que pensamos y que es representado por unos órganos, glándulas y tejidos sanos y equilibrados desde el punto de vista químico en un cuerpo con unos canales de eliminación activos y limpios.

En la parte exterior del cuerpo, la piel es nuestra primera línea de defensa contra las toxinas, los gérmenes y los virus. Las lágrimas de los ojos y el sudor de la piel tienen propiedades bactericidas. En el interior, las membranas mucosas que revisten la nariz, la garganta y los pulmones evitan que la mayoría de los microbios no deseados entren en el organismo. El moco pegajoso captura la gran mayoría de los gérmenes y los virus, que se expulsan cuando se elimina el moco. La mayoría de los gérmenes ingeridos con la comida son destruidos por el ácido clorhídrico en el estómago. Las bacterias y los virus que consiguen entrar en el torrente sanguíneo o la linfa son incapaces de atravesar la mayoría de las membranas celulares sanas, y se enfrentan a una destrucción casi segura por parte de otros componentes del sistema inmunitario.

Los cuatro canales de eliminación (piel, pulmones y bronquios, riñones, intestino) desempeñan un papel importante en la inmunidad librando al cuerpo de los desechos de los alimentos y los metabólicos que, de otro modo, respaldarían el crecimiento y la multiplicación de gérmenes y virus perniciosos. El hígado detoxifica la sangre a modo de «sistema de respaldo» de los canales de eliminación.

El sistema inmunitario, estrictamente hablando, está formado por el sistema linfático, incluyendo el bazo, las amígdalas y el apéndice, y parte del tejido mamario, pero también el timo, las células de Kupffer en el hígado y las placas de Peyer en el intestino delgado. El sistema linfático produce varios tipos de células especializadas capaces de destruir las bacterias y los cuerpos extraños no deseados: son glóbulos blancos con nombres tan interesantes como polimorfoleucocitos, fagocitos, células B y células T. Las células de Kupffer, que recubren los espacios del hígado, consumen las bacterias de la sangre a medida que es filtrada. Las células de las placas de Peyer, en el intestino delgado, funcionan de forma similar, evitando que las bacterias destructivas ataquen a la pared intestinal. Las células especiales del bazo destruyen las células sanguíneas viejas.

El sistema linfático tiene miles de kilómetros de vasos linfáticos en el organismo, de forma similar al sistema circulatorio. A lo largo de estos vasos linfáticos encontramos nódulos o ganglios cuyo tamaño oscila entre el de una cabeza de alfiler y el del borrador de un lápiz, y se encuentran racimos de estos nódulos en la ingle, las axilas y el cuello. Los nódulos linfáticos filtran las bacterias y los cuerpos extraños de los líquidos del cuerpo.

Glóbulos blancos especializados circulan por la sangre y la linfa, destruyendo los gérmenes no deseables y los residuos tóxicos a medida que avanzan.

Los anticuerpos y una sustancia química llamada interferón trabajan juntos para proteger el organismo frente a los virus. Es interferón es una sustancia química secretada como respuesta a la invasión vírica que protege a las células y ralentiza la acción de los virus. Los anticuerpos son proteínas cuya función es identificar y destruir a los virus dañinos. En una compleja serie de acciones, las células especiales aprenden primero a identificar los puntos débiles de los virus perniciosos, y luego se fabrican

---

El gráfico de la página siguiente ilustra la ley de la curación de Hering mostrando los caminos que conducen a la enfermedad y a la revitalización, ya que son el mismo. Este concepto es de vital importancia para la comprensión del «proceso de inversión» y los sorprendentes fenómenos del organismo que se está curando al responder a los remedios naturales, puros y completos. Se puede conseguir la tabla a todo color, que mide 28 x 43 cm contactando con el editor. Véase la última página para obtener la dirección.

CAMINOS HACIA LA SALUD, LA SALUD Y LA ENFERMEDAD OBSERVADOS EN EL IRIS

SEGÚN LA LEY DE LA CURACIÓN DE HERING: «Toda cura empieza desde dentro hacia fuera, desde la cabeza hacia abajo y en orden inverso a la aparición de los síntomas».

Esta tabla ilustra la correlación entre la luz natural del iris y la buena salud frente a la oscuridad del iris en proporción al grado de degeneración en el organismo.

Por **BERNARD JENSEN**, quiropráctico y naturópata

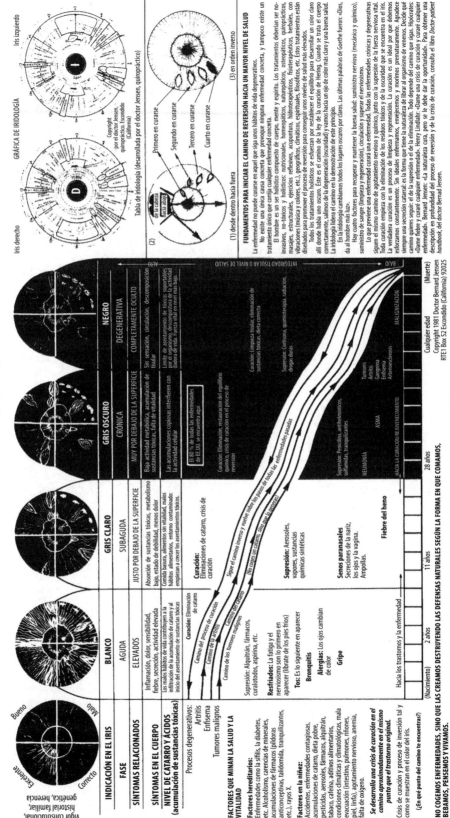

anticuerpos que son capaces de rastrear a estos virus, fijarse directamente a ellos y destruirlos.

Cuando los canales de eliminación están hipoactivos, las sustancias tóxicas entran en el sistema circulatorio y el linfático con demasiada rapidez como para ser eliminadas por el hígado y por las funciones del sistema inmunitario. Estas sustancias tóxicas se asientan en los órganos y los tejidos inherentemente débiles, ya sea directamente, provocando su hipoactividad, o invitando a la infección por parte de virus o bacterias. El sistema inmunitario se vuelve cada vez menos activo, dejando el organismo cada vez más desprotegido frente a los gérmenes, los residuos tóxicos y distintas enfermedades crónicas y degenerativas.

La defensa natural más potente frente a las enfermedades es un cuerpo limpio, descansado, químicamente equilibrado con los alimentos adecuados y con unos canales de eliminación sanos y activos.

CAPÍTULO 9

CASOS CLÍNICOS Y TESTIMONIOS

DISCUSIÓN ENTRE EL DOCTOR R., UN EMINENTE MÉDICO OSTEÓPATA DE ENTON HALL (INGLATERRA), Y EL DOCTOR BERNARD JENSEN SOBRE EL PROGRAMA DE LIMPIEZA Y REGENERACIÓN DE LOS TEJIDOS

Doctor J.   Doctor, me ha visto usted someterme a un tratamiento con colemas. Ha visto cómo funciona el tratamiento. Dígame que piensa de él.

Doctor R.   Para mí es una revelación y una verificación de lo que creía y lo que he intentado superar con nuestras propias máquinas de enemas, pero nunca he visto nada que iguale los resultados que está obteniendo usted. Siempre pensé que llevaba semanas, por no decir meses, de ayuno y enemas de colon conseguir lo que está consiguiendo usted en un período de tiempo relativamente corto.

Doctor J.   ¿Piensa usted que el proceso de los colemas es lo suficientemente exhaustivo como para proporcionar beneficios a largo plazo para todo el organismo?

Doctor R.   Estoy seguro de ello. Además, cuando ayunamos, limpiamos, regeneramos y eliminamos, la naturaleza está apretando su esponja. Está lanzando estas toxinas hacia el tracto intestinal, y tú puedes sacarlas al exterior de esta forma espectacular.

Doctor J.   ¿Ha visto alguna vez muestras procedentes del intestino que se apreciaran tan bien como en este programa de limpieza y regeneración?

Doctor R.   Nunca. En mis cincuenta años de experiencia con los enemas de colon nunca he visto nada como esto.

Doctor J.   Por mi experiencia con el programa de limpieza y regeneración de los tejidos, no puedo evitar pensar que se trata de un proceso que ayudaría a todo el mundo. Creo que mucha gente se beneficiaría de una buena limpieza que le ayudara a alejarse de problemas como el endurecimiento de las arterias (arteriosclerosis), los depósitos de colesterol, los niveles elevados de triglicéridos, etc.

Doctor R.   Esto es medicina preventiva de la mejor, ya que un intestino tóxico es la alcantarilla del organismo. Es la estructura de eliminación más importante del sistema, y creo que es fundamental limpiarlo y darle una oportunidad de funcionar con normalidad.

Doctor J.   Debemos compensar por toda la basura que hemos introducido en nuestro cuerpo. Creo que es casi un pecado beber café y comer dónuts, pero bien sabe Dios que yo crecí a base de ellos. Crecí comiendo bollos de hojaldre. Debe de haber algo inmerso en mi patrón corporal que sigue ahí en cierto grado, y creo que debe ser limpiado. Ésta es una de esas formas de retroceder y eliminar esas toxinas procedentes del aire contaminado, el agua contaminada, la comida basura y los ácidos corporales inducidos por el estrés. A mí, ésta me parece la mejor forma de compensar todo eso.

Doctor R.   Déjeme decir que es la forma mejor y más rápida que conozco.

Doctor J.   ¿No cree que esto, junto con la nutrición, proporciona los fundamentos con los que empezar?

Doctor R.   Completamente. Limpiar y luego basarse en unos buenos cimientos nutricionales. La mayoría de la gente sólo llega a pensar seriamente en estos problemas debido a una mala salud y a no ser capaz de dar con la solución. Es entonces cuando empezamos a investigar. Gracias a Dios fui a parar a una escuela naturópata.

Doctor J.   Bueno, creo que es un regalo del cielo lo que le ha traído aquí para ver esto a la edad de setenta y ocho años, tras haber ejercido durante cincuenta. Yo me encuentro en la misma situación, en mi setentena, y ahora veo algo que no había visto antes. ¿Por qué no había nadie ahí para explicármelo? ¿No piensa lo mismo sobre este programa de limpieza y regeneración?

Doctor R.   Estoy convencido de él. Es una revelación. Aporta una nueva dimensión a la forma de pensar, el comprender de que la función intestinal y la toxemia intestinal son muy reales y que son problemas muy constantes.

Doctor J. ¿Ha visto *alguna vez* antes algo así?

Doctor R. ¡Nunca!

CASOS CLÍNICOS

Paciente 1

El paciente se quejaba de problemas en las piernas y los pies, llagas (abiertas, supurantes y parcialmente costrosas en el talón, el empeine y la parte externa del tobillo del pie derecho) y tobillos hinchados. Los problemas en las piernas empezaron dos años antes del momento del reconocimiento. Sus trastornos habían sido tratados con anterioridad pero sin éxito por varios médicos. Las úlceras empeoraron. El paciente había sido incapaz de ponerse zapatos durante el año anterior y de ponerse calcetines durante los tres años anteriores debido a un creciente número de erupciones debidas a las úlceras. Su presión sanguínea era de 80/58. El paciente se quejaba de que tenía las manos y los pies fríos.

CASO CLÍNICO: Diarrea grave durante los siete años y medio anteriores. Siete u ocho evacuaciones por día. No obtenía ningún alivio con medicamentos con o sin receta. Fue hospitalizado por un cólico nefrítico en enero de 1976 (hace 4 años), y los médicos del hospital le recomendaron que se sometiera a una operación. Rechazó la cirugía y se trató a sí mismo, bajo recomendación de su esposa, con vitaminas y suplementos nutricionales durante dos meses. Desde entonces no ha sufrido ninguna recurrencia de cólicos nefríticos. (Una análisis tras el reconocimiento mostró que sus niveles de creatinina eran de 0,6 mg/dl: se encontraban dentro del rango normal). Historial familiar de problemas en los pies. El abuelo paterno falleció de gangrena, que le apareció primero en el pie derecho. El diagnóstico hecho por los médicos del problema de su abuelo incluía el endurecimiento de las arterias (arteriosclerosis), una presión sanguínea baja y diabetes. Tras la amputación de la pierna derecha le apareció gangrena en el pie izquierdo. La amputación de la pierna izquierda se vio seguida de la reaparición de la gangrena en los muñones de ambas piernas. Acabó falleciendo dos años después de la amputación de la pierna izquierda. La madre del paciente se veía afectada por la hinchazón del tobillo izquierdo durante la época de calor en el medio oeste de EE.UU. El médico le notificó que el problema se debía a un trastorno cardíaco. El paciente informó de que todos sus hermanos y hermanas, además de su abuelo paterno, tenían varices. Su madre y un hermano murieron debido a una colitis. Un médico que reconoció al paciente (que era acupuntor) diagnóstico que sus problemas en los pies se debían a la colitis, explicándole que los niños heredan los problemas de sus madres y las niñas los trastornos de sus padres. El paciente se marchó sin tomar o someterse a ningún tratamiento porque el médico no hizo sino asumir el diagnóstico. En 1976 el paciente se sometió a un reconocimiento médico completo con un electrocardiograma, radiografías del tórax, los análisis de laboratorios usuales y varias biopsias del estómago. El informe médico fue negativo para cáncer. No se vio nada raro excepto piedras en los riñones, que es la razón por la cual el paciente había acudido. El paciente comentó que siempre había tenido problemas circulatorios.

ANÁLISIS IRIDOLÓGICO: El color negro en la zona correspondiente al intestino era indicativo de un intestino con una baja actividad y con un importante asentamiento de sustancias tóxicas. Debilidad inherente en las zonas correspondientes a los riñones en los iris. Glándulas adrenales hipoactivas, mostrando que los riñones y las mencionadas glándulas se habían visto sometidas a un trabajo excesivo debido al estado tóxico de la sangre generado por un intestino hipoactivo. Zona de las piernas con baja actividad. La mala circulación e inervación, junto con la disminución en la actividad de las extremidades inferiores eran indicativas de un asentamiento de sustancias tóxicas en los tejidos de las piernas.

PROGRAMA: En un principio, el paciente eliminó los alimentos fritos de su dieta, redujo el consumo de carne, incrementó el de ensaladas con verduras crudas y añadió varios suplementos nutricionales. Relató, «El intestino ha mejorado considerablemente... con las evacuaciones reduciéndose de siete u ocho diarias a dos por día. Lamentablemente, los pies han empeorado». Al paciente se le sometió entonces a un programa de limpieza tisular de siete días de duración que incluía dos colemas diarios: por la mañana y por la noche. (Los colemas no son tan enérgicos como los enemas de colon o profundos, pero son más eficaces que los enemas normales). La dieta de ayuno incluía caldo, infusiones de hierbas, vitaminas, suplementos nutricionales, y zumo mezclado con fibra y agua de arcilla. Se aplicaron externamente compresas de arcilla y aloe vera en las piernas. El cuarto día el paciente explicaba: «La hinchazón en mi tobillo derecho ha desaparecido. Ahora tiene un aspecto normal. Las costras en mis pies, tobillos, empeines y talones empezaron a caerse. Diría que hay una mejoría de entre el 60 y el 70 por 100. Estoy entusiasmado con los resultados». En ese momento el reconocimiento mostró una enorme mejoría de las zonas ulceradas en los pies. El paciente está usando el cepillado de la piel y compresas de agua fría sobre el cuerpo. El objetivo era mejorar la circulación y la energía vital. Se usó alga dulse para incrementar la actividad de la tiroides y Dren-C para mejorar la circulación. Se le hizo tomar un preparado de páncreas para disolver la gruesa capa de moco que tenía en el intestino. La eliminación del moco intestinal supuso un paso importante para la mejor asimilación de los nutrientes de los alimentos tras la finalización del programa de limpieza tisular. Cuando el programa de siete días de duración días hubo concluido, los pies del paciente ya estaban casi completamente curados. Las úlceras ya no supuraban y la piel estaba curándose y volviéndose de color claro. El paciente había trabajado muy duro, colaborando completamente con el programa. Cuando se le preguntó por su respuesta ante los resultados del programa de limpieza tisular de siete días de duración, el paciente comentó: «¡Es casi milagroso! A mi mujer y a mi familia les va a costar creer lo que verán cuando lleguen».

Al paciente se le informó de la necesidad de cambiar los alimentos que consumía anteriormente y de mejorar otros hábitos de vida para adoptar un mejor régimen alimentario y de ejercicio y así regenerar su salud y evitar la recurrencia del problema de su pierna ulcerada. Se le dijo que tenía por delante un año entero de trabajo. Aunque los tobillos tenían ahora un aspecto normal al principio de cada día, la hinchazón continuaba apareciendo hacia las once de la mañana o a mediodía, especialmente en el pie derecho. ¡El día que el paciente regresó a su hogar pudo calzarse, cómodamente, unos zapatos por primera vez en más de un año!

Paciente 2

Las quejas del paciente eran psoriasis, diabetes y artritis.

CASO CLÍNICO: El paciente desarrolló psoriasis hace siete años. Los primeros síntomas fueron costras en el cuero cabelludo y la piel del rostro bajo la barba. El problema fue empeorando progresivamente hasta hace tres años, cuando sus uñas empezaron a mostrar hoyos y arrugas. Un año después, el paciente desarrolló diabetes y empezó a tomar insulina. Seis meses después de la aparición de la diabetes, surgió la artritis. Los primeros síntomas fueron el líquido en la rodilla y la inflamación del codo. Un médico diagnóstico que la afección era una artritis psoriásica. El paciente se encontró con que la medicina occidental no podía hacer nada por su trastorno. Estaba tomando veinte aspirinas diarias para aliviar su dolor por la artritis, inyecciones de insulina para la diabetes y la psoriasis estaba empeorando. Empezó a experimentar depresión y desesperanza.

ANÁLISIS DEL IRIS: Debilidad inherente en el intestino y los bronquios. Congestión catarral en los pulmones. Rosario linfático. Debilidad renal. Círculos nerviosos. Debilidad pancreática. Tiroides tóxico. Anillo escamoso. Depósitos de fármacos: hierro, azufre y yodo.

PROGRAMA: Se sometió al paciente a un programa de limpieza y regeneración tisular de siete días de duración. A partir de la monitorización de los niveles de azúcar en sangre, el paciente vio que tuvo que reducir gradualmente sus necesidades de insulina desde las dieciocho unidades hasta cero llegado el quinto día, cuando el nivel de azúcar en sangre permaneció dentro de los límites normales (70-110) sin insulina.

RESULTADOS: La artritis mejoró impresionantemente. Antes, el paciente tenía dificultades para ponerse calcetines, pero ahora puede hacerlo sin problemas. Caminar le resultaba doloroso, y ahora no. La gravedad de su diabetes se ha reducido. La psoriasis ha mejorado, pero llevará algún tiempo que la piel vuelva a la normalidad. La piel está más hidratada que antes. La psoriasis se desprende en forma de fragmentos más grandes. Estos fragmentos se desprenden con más facilidad y el sangrado es escaso. El paciente está muy bien de ánimo y espera con ilusión montar en bicicleta cuando vuelva a casa.

Paciente 3

La paciente ha padecido cáncer durante los últimos ocho años. Se trata de un cáncer de mama. La cirugía extirpó un bulto que se vio que era muy maligno. Se le recomendó una mastectomía. La paciente rechazó cualquier operación quirúrgica y buscó tratamientos y curas alternativos. Al principio optó por la terapia con laetril (también llamado amigdalina, nitrilosida o vitamina B17). Poco después estuvo bajo los cuidados de un higienista natural durante cinco años. Durante ese tiempo siguió un programa muy estricto. Su pechó se volvió más y más duro. Llegado un momento dado le apareció un bulto cerca de la superficie que reventó y le dejó una herida abierta, sangrante y que no se curaba.

En el pasado, la paciente había asistido a las clases y los cursos del doctor Jensen, y en esa época se le aconsejó controlar una deficiencia de calcio y un desequilibrio metabólico. Su médico de cabecera rechazó constantemente el control de los niveles de calcio, afirmando que hacerlo sería fatal para ella. Temía no seguir su consejo, así que no ajustó sus niveles de calcio, tal y como se le había recomendado.

Durante este tiempo, la paciente se ha sometido a más de trescientos tratamientos de enemas de colon. Broda Barnes le aconsejó que estabilizara su actividad tiroidea, ya que pensaba que no lo estaba. Esto podía provocar una alteración en los niveles de calcio. En un momento dado se le hicieron radiografías de la espalda, que revelaron que se parecía a la de una joven de dieciocho años. La salud de la paciente empeoró rápidamente.

En ese momento se le informó de que padecía un cáncer óseo avanzado. Su pelvis parecía un queso suizo. Le dijeron que le quedaban dos semanas de vida y se fue a Hawái a pasar sus últimos días.

La paciente empezó a tomar, de inmediato, tratamientos de calcio y vigilaba sus necesidades de este mineral. Para entonces, el tumor se había abierto camino y le provocaba un dolor insoportable. La llevaron al hospital y le administraron morfina. Su estado la hizo acreedora de que la incluyeran en la lista de enfermos terminales durante esa visita.

Abandonó el hospital y se fue a Nuevo México, donde se sometió a tratamientos de calor. Durante su estancia allí se fracturó una pierna. Para entonces, el cáncer era una llaga grande, supurante, sangrienta y abierta y ya no era posible tratarlo quirúrgicamente.

Durante este período, se puso en manos del Señor y experimentó un enorme punto de inflexión. Comentaba que tener cualquier patrón de pensamiento negativo o resentimientos es totalmente letal para el bienestar. Estas cosas no harán sino que la muerte se acerque, y no podemos permitírnoslas si queremos que se dé la recuperación o la curación.

Esta vez empezó a tomarse los consejos del doctor Jensen con entusiasmo. Esto, combinado con su nueva actitud y la mejora en su nutrición, hizo que la marea retrocediera, y el tumor empezó a disminuir y curarse. Desde entonces se ha sometido al tratamiento de limpieza de tres días de duración.

El tumor ha desaparecido, al igual que lo han hecho todos los síntomas del cáncer. Los análisis arrojan unos resultados negativos. Esta mujer es una muy buena paciente, ya que no se rindió y estaba dispuesta a trabajar duro y modificar sus actitudes vitales.

Paciente 4

Hoy he recibido la llamada de una paciente que recibió un colema en la que me explicaba que, más o menos durante la primera parte del mes de noviembre de 1980 empezó a respirar con dificultad y a toser, experimentando también dolor por todo el cuerpo. Se trataba de algunos de los problemas del pasado que retornaban.

En agosto de 1979 sufrió un fuerte resfriado acompañado de dificultades respiratorias.

En octubre del mismo año tuvo que ser ingresada en un hospital de Nueva York por una congestión de pecho, y en noviembre tuvieron que volver a hospitalizarla por el mismo motivo, llegando al punto en que no pudo cuidar de su hijo.

Acudió a mi consulta en febrero de 1980 para recibir un tratamiento de limpieza, se le proporcionó un segundo tratamiento y ha seguido el programa de mantenimiento.

Cuando el problema del pasado se repitió, dejó de ingerir alimentos sólidos y sólo tomaba un caldo hecho con peladuras de patata y sopa. Durante esa época recibía dos colemas al día. Al cabo de dos días ya se sentía mucho mejor y ahora está bien.

«¡Dígale al doctor que gracias a Dios por el colema!»

Paciente 5

A continuación tenemos una carta de la paciente B. F., que recibió un tratamiento consistente en colemas en abril de 1980. He aquí su narración:

> Le escribo estas líneas para hacerle saber que el régimen de limpieza y regeneración tisular al que me sometí durante la primera semana de abril eliminó los quistes en el pecho que me causaban preocupación. Espero ver al doctor Jensen en el Taller de Nutrición que va a impartir en New Lebanon (estado de Nueva York) este verano, del 21 al 28 de julio.
>
> Planeo llegar en coche para pasar el día y, si es posible, para que el doctor Jensen me examine. Él hubiera querido hacerlo y podrá ver los cambios que he experimentado desde que he estado siguiendo el régimen de colemas».

Paciente 6

El otro día recibí una llamada de un hombre: un amigo mío que ha estado ayudando en los cuidados de una mujer mayor, de probablemente unos setenta años. Durante los dos últimos años ella ha sufrido artritis, y el año pasado se tuvo que someter a una operación para que le extirparan el bazo. No podían controlar su recuento sanguíneo a no ser que se lo retiraran.

Le fue muy bien tras la operación, pero su artritis regresó con más intensidad. Sufría un dolor intenso por todo el cuerpo, hasta el punto que no podía controlarlo y la tuvieron que llevar al hospital, donde no pudieron detectar qué era lo que le pasaba.

Las radiografías no mostraron nada. El dolor era tan fuerte que le examinaron el intestino y encontraron una obstrucción. Cuando falleció, dijeron que había muerto debido a un *shock* séptico. Esto no es algo infrecuente, ya que sigue el patrón que hemos visto en tanta gente.

Paciente 7

Llamada telefónica recibida en octubre. Esta persona inició su tratamiento de limpieza en junio, el junio antes de 1980, y su problema consistía en una enfermedad degenerativa que afectaba a sus órganos femeninos, principalmente al útero. Se le recomendó una histerectomía completa debido a sospechas de un problema degenerativo muy grave.

Cuatro meses después, esta mujer fue a recoger los resultados de su prueba de Papanicolau y de una prueba de heces. Vieron que todo estaba normal. Ha acabado regresando al trabajo y está muy agradecida por lo que ha sucedido.

Paciente 8

Se trata de una madre de tres niños, de veintiséis años, a la que se le diagnosticó una esclerosis múltiple. Su médico no le dio ninguna esperanza de recuperarse de esta enfermedad. No le han ofrecido nada: ni dietas, ni asesoramiento nutricional ni apoyo. Sus consejeros profesionales le han dicho que no puede mejorar con ningún tratamiento, que debe aceptar su enfermedad y vivir con ella.

Con nada que perder debido a su pronóstico, ha estado trabajando con nuestro sistema y comenta que su vitalidad ha mejorado, que se siente mejor y que está mucho mejor de los nervios, que digiere su alimento mejor y que sus intestinos también están mejor.

Paciente 9

Esta mujer se ha sometido dos veces al tratamiento de limpieza de los tejidos. Tiene considerables problemas en la columna vertebral, el cuello, las articulaciones, trastornos abdominales, alteraciones digestivas, problemas pulmonares y trastornos bronquiales. Está pasando por la menopausia.

Se sometió al primer tratamiento de limpieza hace once meses y al segundo siete semanas después, tal y como le aconsejamos. Tras eso, ha estado llevando una vida bastante buena desde un punto de vista nutricional y mental, ajustando su trabajo, intentando hacer todo lo que puede por sí misma, sometiéndose a más tratamientos de helioterapia durante el verano, tratamientos para la circulación mediante baños de Kneipp, e intentando reajustar su vida tanto que acabó experimentando una crisis curativa, que es ese proceso inverso del que hablamos tanto.

La crisis de curación apareció y desarrolló dolores y punzadas, especialmente en la zona en la que le habían operado un disco intervertebral en el cuello. Entonces el dolor le pasó al hombro y a distintas partes del cuerpo.

El problema intestinal se volvió un poco incontrolable, por lo que volvió a someterse al tratamiento de limpieza de los tejidos. Planeamos que durara tres días, debido al hecho de que la mayoría de las crisis duran unos tres días, y pensamos que eso sería suficiente, pero siguió el programa durante el período completo de siete días.

Ha hecho más de vientre durante su crisis de curación que en cualquier otro momento de su vida. Esto es algo muy importante a tener en cuenta, y me gustaría hablar sobre esto brevemente.

En primer lugar, nos encontramos con que la enfermedad es resultado de que el catarro, los mocos y las flemas se asientan en distintas partes del cuerpo: son materiales tóxicos que han estado en nuestra sangre durante algunos años y que han desarrollado el tipo de hombro, la clase de material en la articulación que tenemos ahora en nuestro organismo.

Estamos revirtiendo esto, estamos empleando una forma de comer evolucionada, estamos siguiendo un mejor camino desde el punto de vista de la salud. El proceso de inversión se da directamente a través de los tejidos, cuando son regenerados para librarse de lo viejo y permitir que entre lo nuevo. En otras palabras, no estamos construyendo una nueva enfermedad, sino que ahora estamos retrocediendo, y como retrocedemos, lo llamamos método de limpieza y regeneración de inversión: el método de inversión para librarse de cualquier acumulación de enfermedad que pueda estar presente en el organismo.

En este caso nos encontramos con que el segundo tratamiento de eliminación, siete semanas después, no hizo que se eliminara catarro ni moco del intestino. Por el contrario, durante la crisis fue increíble lo que el tratamiento de limpieza y regeneración y los colemas hicieron que se expulsara del intestino. Había sartas de moco y de otros materiales que eran increíbles. Eran tan copiosas que se obtenían dos litros de esta membrana mucosa de cada vez. Era hedionda y desprendía mucho gas. La paciente tuvo que recurrir a un tratamiento extra de colemas para ocuparse de este material tóxico que se había asentado en su intestino. Después del sexto día, nos encontramos con que lo que se expulsaba tras el colema se volvió limpio. Sigue habiendo una cantidad excesiva de material saliendo del intestino. La mayor cantidad de material tóxico se expulsó, probablemente, el cuarto, quinto y sexto día. Ahora está empezando a disminuir, y ha llegado el momento de que la paciente pase a la dieta de transición y a su programa de alimentación normal una vez más.

He mencionado este caso porque ilustra claramente que durante la crisis de curación puede que resulte necesario recurrir de nuevo al tratamiento con colemas.

Yo digo que todos los que sigan este tratamiento van a ver cómo se desarrollan estas crisis de curación. Traerán de vuelta los problemas que hayas padecido en el pasado, los síntomas que tenías hace diez, veinte y treinta años. Es en este momento cuando el material tóxico debería eliminarse, ya que el cuerpo ha licuado el catarro y el moco y está alcanzando una fase de buen funcionamiento. En esta etapa le estás ayudando con el colema.

Después de que esto haya acabado, te encontrarás con que llevará entre tres y cinco días que se dé una eliminación completa, tras lo cual estarás listo para iniciar una vida mejor que la que has tenido en muchos años.

La crisis de curación puede ser breve, puede ser pequeña, y no tiene por qué llevar mucho tiempo. Cualquiera que se someta a esta limpieza de los tejidos experimentará una crisis curativa potente.

Creo que la gente supera sus problemas mucho más rápidamente mediante este proceso de inversión de lo que lo haría de otra forma. Se logra un mayor progreso con este programa que con cualquier otra forma que conozca, a excepción de con un ayuno extremo.

194

Paciente 10

Este hombre sufre unas flatulencias exageradas y su radiografía muestra unos divertículos extremos en el colon. Le han operado los riñones para extraerle cálculos de gran tamaño y le han dicho que tiene un tumor grande en un riñón.

No tiene ganas de vivir debido a estos problemas. Su presión sanguínea era elevada (188/120), padecía alteraciones digestivas importantes, había sufrido un ataque al corazón, estaba afectado por la gota y tomaba fármacos. No fuma ni bebe alcohol. El enema de bario muestra que el número de divertículos se ha triplicado en un año.

El examen del iris revela lesiones profundas, oscuras y de gran tamaño en áreas del colon. Las zonas correspondientes a los riñones indican una hipoactividad extrema.

Los médicos quieren extirpar porciones del intestino, y no disponen de ningún otro remedio.

Acudió a nosotros y nos explicó estos problemas. El tratamiento de siete días de duración se inició con el régimen de limpieza y regeneración de los tejidos. Empezaron a suceder cosas buenas de inmediato. El paciente pudo dormir decentemente por la noche por primera vez en años. Las flatulencias se habían reducido considerablemente. Afirma que se siente como si le hubieran dado una nueva oportunidad en la vida y se siente muy optimista con la idea de seguir con el programa. La oportunidad de invertir estos procesos degenerativos le ha dado unas esperanzas que no tenía antes.

Paciente 11

Tras someterse a los tratamientos hace varios meses, sus problemas estomacales han desaparecido y su digestión es mucho mejor.

No hemos sabido de ningún mal resultado en los casos en los que los pacientes se han sometido al tratamiento.

Paciente 12

La paciente padecía hepatitis. Las pruebas mostraron un estado prácticamente normal tras un mes de tratamiento con colemas. Los análisis de sustancias químicas mostraban que los niveles de fósforo alcalino eran de 1.760 (lo normal es que sean de entre 70 y 250 UI/l) y bajaron a 82 durante este tratamiento.

La paciente no tomaba fármacos, sino simplemente alimentos y seguía el sistema de limpieza y regeneración de los tejidos.

CAPÍTULO 10

EN CONCLUSIÓN

Si el cuerpo demandara a la mente por daños ante un tribunal,
se vería que la mente había sido un inquilino ruinoso para su propietario.

Ensayos de Plutarco

He dedicado la energía de mi vida a descubrir los secretos de una existencia feliz, saludable y larga. Buscar por el mundo ejemplos de estas bendiciones ha sido toda una experiencia y he aprendido mucho.

Durante mis cincuenta años de práctica intentando ayudar a la gente a estar y permanecer bien, he llegado a una conclusión cierta: que el síntoma número uno que supera considerablemente al resto son los trastornos intestinales.

La gente que vive en esta sociedad y cultura sufre, toda ella, algún tipo de problema digestivo o de la defecación. Sus proporciones son las propias de una epidemia.

Nuestros alimentos y nuestro estilo de vida nos están matando lentamente minando la salud y la vitalidad de nuestra maravillosa gente. Los trastornos y la enfermedad se están cobrando una porción cada vez mayor de nuestra energía, tiempo, dinero y emociones. Nos estamos volviendo pobres en energía y estamos despojados de vitalidad.

Nos hemos desviado del camino correcto y se nos ha llevado hacia un callejón sin salida prematuramente. Esto es algo desafortunado, pero no ineludible. Dando la vuelta y abandonando lo viejo, limpiando y regenerando, rejuveneciéndonos y siguiendo el camino superior, podemos, una vez más, disfrutar de las maravillosas bendiciones de una vida saludable y llena de vitalidad, tal y como era la intención del Creador.

Debemos enfrentarnos a los hábitos y los alimentos que nos roban la vida rehusando participar de ellos para siempre. Debemos querer desprendernos de lo viejo y, como si fuéramos un niño pequeño, aprender de nuevo las formas de proceder que son nuevas y mejores. La cirugía y los fármacos no hacen más que retrasar y entrar en conflicto con los problemas, llegando rara vez a la fuente de nuestras enfermedades. Una operación conduce a otra. Los fármacos se administran para aliviar los síntomas y enmascaran un problema más profundo y frecuentemente crónico que no se detecta ni se trata hasta que suele ser demasiado tarde para corregirlo.

Hay una forma de ocuparnos de nuestros problemas de salud. Se trata del camino de Dios. Cuando seguimos a la naturaleza no podemos perder. Es perfecto y siempre funciona. Se encuentra más allá de la corrupción del hombre y contiene todos los prerrequisitos para una vida larga y saludable.

Lleva mucho tiempo desarrollar una enfermedad crónica y degenerativa, y lleva algún tiempo revertir estos trastornos; pero es posible si la persona puede sintonizar con la tarea y tener fe y perseverancia en las capacidades curativas naturales del organismo.

He trabajado con el control y el tratamiento del intestino toda mi vida. He probado con todos los métodos, productos o técnicas naturales conocidos por el hombre que quiera ocuparse de su intestino.

De todas estas cosas, puedo decir que el ayuno y las tabletas de alfalfa son lo que ha hecho más bien. Ahora te quiero explicar que el Sistema Definitivo de Limpieza y Regeneración de los Tejidos es lo mejor que he conocido para detoxificar el organismo y limpiar el intestino. Se trata de un avance reciente en el que hemos estado trabajando toda nuestra vida. Ahora está ahí cuando lo necesitamos más que nunca.

No estoy diciendo que se trate de una cura en absoluto, pero sí que se trata de un inicio potente para una persona que esté trabajando en pos de una curación final. Cualquier cosa que hagamos para detener la autointoxicación va a ayudar a ralentizar el proceso de la enfermedad. El Sistema Definitivo de Limpieza y Regeneración de los Tejidos es la mejor forma que conozco de conseguir este objetivo.

Desprendiendo el revestimiento mucoso viejo y tóxico del intestino, eliminamos la primera fuente de enfermedad en el cuerpo. Además, facilitamos que el intestino disponga de una forma más eficaz de eliminar los productos de desecho y de absorber los nutrientes, que son esenciales para cualquier proceso de curación duradera. Éste es el primer paso hacia la normalización del intestino, de modo que las bacterias beneficiosas puedan volver a mantener el colon a salvo de la putrefacción y cualquier autointoxicación posterior.

Los médicos que deseen aprender sobre este trabajo pueden informarse sobre las clases que se imparten. Del mismo modo, se acepta a los pacientes tras someterlos a análisis y preguntas.

Aquí tenemos una historia breve que quizás te guste sobre uno de los hombres más longevos de la historia de occidente.

La construcción de la abadía de Westminster se inició bajo el reinado del rey Lucio en el año 170 d. C. Las criptas están llenas de difuntos ilustres cuyos monumentos cubren los muros de la amplia iglesia. Una de las lápidas más pequeñas (más interesante que todos los mármoles de príncipes y poetas) dice:

Thomas Parr, del condado de Salop, nacido el año 1483 d. C. Vivió durante los reinados de diez reyes: Eduardo IV, Eduardo V, Ricardo III, Enrique VII, Enrique VIII, Eduardo VI, María, Isabel, Jaime I y Carlos I. Enterrado aquí el 5 de noviembre de 1635 a la edad de 152 años».

Antes de que Parr fuera enterrado en Westminster, su historia se estudió detalladamente. El registro de la parroquia de su localidad natal demuestra que fue bautizado en 1483. Los documentos legales y los registros de los tribunales muestran que heredó una pequeña granja de su padre en 1560 y que se casó tres años después, cuando había cumplido los ochenta. Volvió a desposarse en 1605, a la edad de ciento veintidós años. Cuando ya tenía más de ciento treinta años se declaró culpable, en un tribunal, del cargo de ser el padre de un hijo ilegítimo. Fue un granjero toda su vida. Su longevidad llamó la atención del rey, que le invitó a palacio para mantener una conversación con él, ya que el rey quería saber cosas sobre su excepcional longevidad.

Parr pasó sus últimos días en el palacio. La historia dice que sus perfectas facultades y su maravillosa memoria hacían de él un animador sin rival. No es de extrañar: ¡menudos recuerdos debía de tener un hombre que había vivido a lo largo de diez reinados!

Tras la muerte de Parr, Harvey, que descubrió la circulación de la sangre, realizó una autopsia por orden del rey Carlos, para averiguar por qué Parr había vivido tantos años. El informe del gran cirujano, escrito en latín y que todavía se conserva, afirma que Parr murió debido a una indigestión aguda provocada por la indulgencia con lujos a los que no estaba acostumbrado.

Todos los órganos del anciano estaban en perfecto estado, y Harvey describe que el colon se encontraba en su posición normal y que, por todo lo demás, era igual que el de un niño.

Los microbiólogos actuales dicen que en su informe, Harvey revela, inadvertidamente, el secreto de la longevidad de Parr, ya que su descripción minuciosa de los intestinos demuestra que la flora congénita protectora no se había perdido.

Pandora's box – What to eat and why
J. Oswold Empringham, 1936

Hoy es un nuevo día. Ya no tenemos por qué tener secretos ocultos. Ya no tenemos que trabajar con información de segunda o de duodécima mano: podemos elegir en qué grado de consciencia queremos vivir. La frase de la campaña contra la distrofia muscular «Tu cambio es la clave de la curación» es más premonitorio de lo que podamos creer.

Me gustaría dar a la gente unas tijeras invisibles y preguntar: «¿Qué es esto para vosotros?». Usa esas tijeras invisibles, córtalo y libérate. Aflójalo, déjalo ir. «Me conduce hacia fuentes tranquilas..». ¿Sabes dónde está la tranquilidad? Líbrate de la confusión y del parloteo en tu mente que ha habido en el pasado. Estate tranquilo y sé..., tómate algo de tiempo al aire libre..., averigua quién eres..., avanza con un cartel en tu espalda que diga: «¡Con una gestión nueva!». ¡Despierta al nuevo día con un ánimo renovado!

APÉNDICE

LECCIONES DE CIRUJANOS SOBRE LA IMPORTANCIA DEL INTESTINO

No sólo hay muchos problemas intestinales y operaciones quirúrgicas evitables mediante una alimentación adecuada, sino enfermedades crónicas que se originan en el intestino que pueden prevenirse con una dieta correcta. El doctor Dennis P. Burkitt, un famoso cirujano inglés, explicó a un grupo de doscientos prominentes médicos estadounidenses que los problemas como la obesidad, la diabetes, la hernia de hiato, la apendicitis, la diverticulosis, la colitis, los pólipos y el cáncer de colon apenas se dan entre los africanos orientales que viven en zonas rurales.

La dieta de las regiones rurales de África oriental es rica en fruta fresca, verduras y granos de cereal molidos gruesos. La fibra áspera de los cereales absorbe agua, incrementa el volumen de los desechos intestinales y acelera el tiempo de evacuación, manteniendo el intestino limpio y sano. Aquello de lo que claramente carece la dieta de estas regiones rurales es de harina y azúcar refinados, y de otros carbohidratos refinados tan comunes en los países occidentales y las zonas urbanas de África. Las conclusiones de Burkitt se basan en datos recopilados en el Congo, Kenia, Uganda, Sudán y otras partes subdesarrolladas del mundo.

Las pruebas obtenidas a partir de estudios sobre el cáncer en la Universidad de San Francisco indican que un colon tóxico y el estreñimiento están relacionados con la aparición de células anormales en otros lugares del organismo. Según el doctor Burkitt, los cuidados adecuados del intestino a través de una nutrición correcta son la clave para prevenir muchas enfermedades y operaciones quirúrgicas innecesarias. Se cree que el consumo excesivo de carbohidratos refinados es responsable de la arteriosclerosis y la diabetes, mientras que la ausencia de una cantidad suficiente de fibra permite la existencia de cambios de presión aumentados en el intestino. Los carbohidratos refinados consumidos en exceso favorecen el crecimiento de bacterias putrefactivas en el intestino, alteran la química intestinal e invitan a la aparición de la colitis ulcerativa, los pólipos y el cáncer de colon.

El doctor Burkitt parece creer que una cantidad baja de fibra en la dieta y la ingesta excesiva de azúcar y harina refinados contribuye a la aparición de muchas de las enfermedades propias de la civilización o las provoca. El tiempo de tránsito intestinal de un indígena bantú es más del doble de rápido que el de un inglés medio, según las investigaciones del doctor Burkitt. La cantidad de tiempo durante la cual los desechos de los alimentos permanecen en el intestino determina el grado de putrefacción que alcanzan, cuánto se multiplican las bacterias no deseables, la cantidad de grasa absorbida a través del intestino y qué tipo de toxinas químicas se desarrollan en él y lo atraviesan.

El doctor Burkitt señaló que los nativos africanos que se van a vivir a las ciudades para trabajar tienden a modificar su dieta y se ven afectados por más enfermedades. Consumen más azúcar y harina refinados, y menos alimentos ricos en fibra, y los efectos pronto se muestran en el intestino y en otros lugares. Sir Arbuthnot Lane, médico de la familia real británica a principios del siglo XX, también creía que los trastornos intestinales estaban relacionados con enfermedades en otras partes del cuerpo.

Lane quedó impresionado por las investigaciones que vio en el laboratorio del doctor Alexis Carrel (ganador del Premio Nobel) en el Rockefeller Institute en 1911. Carrel hacía crecer cultivos de tejidos «vivos» en portaobjetos de microscopio, y mientras el tejido vivo fuera alimentado cada día y se eliminaran los desechos, el tejido medraba. Si los desechos celulares no se eliminaban, las células se deterioraban gradualmente y acababan muriendo al cabo de cuatro días. Lane acabó por convencerse de que buena parte de las enfermedades están provocadas por la respuesta del organismo frente a sus propios productos de desecho, especialmente los presentes en el intestino.

Es significativo que los cirujanos y los médicos estén empezando a comprender la importancia de los cuidados del intestino en la prevención de la enfermedad. No podemos tener un cuerpo sano sin una sangre limpia, y no podemos tener una sangre limpia a menos que tengamos un intestino limpio y con un buen tono para hacer que los desechos avancen con rapidez. Un intestino tóxico es la fuente de muchos problemas de salud.

TESTIMONIOS

NOTA: No hemos tratado ni afirmamos tratar ninguna enfermedad en nuestro programa de limpieza y regeneración de los tejidos. Sólo afirmamos que se trata de un medio eficaz para limpiar y regenerar el intestino. Los siguientes testimonios han sido enviados voluntariamente por personas que se han sometido al programa de limpieza y regeneración de siete días de duración.

Paciente Donald Bodeen, quiropráctico. Poughkeepsie (Nueva York)

Durante toda la vida me he visto afectado por un colon perezoso y el estreñimiento que lo acompaña. En ocasiones experimentaba un dolor intenso mientras los espasmos iban y venían. No puedo ni relatar la miríada de problemas que esto me ha provocado en la vida. Creo que ha estado relacionado directamente, y quizás y todavía más, indirectamente, con más angustia mental y física de la que pueda recordar.

No fue hasta que completé el programa de limpieza del colon, tal y como nos enseña el doctor Jensen en su libro La limpieza y regeneración de los tejidos celulares, *cuando conseguí el alivio y la curación. No podría haber esperado ni soñado nada mejor.*

Ahora forma parte de mi vida y lo he incorporado a mi práctica diaria en mi consulta de quiropráctica.

Paciente Gerona Alderin, bultos en el pecho

Durante años he estado limpiándome y regenerándome con distintos métodos. He gastado miles de dólares en enemas de colon (profundos), medicaciones, vitaminas y yendo a ver a muchos médicos y nutricionistas, pero con escasos resultados. No fue hasta que me ocupé yo misma de los cuidados de mi propia salud cuando empezó a darse la recuperación. Tenía piedras en la vesícula biliar y en los riñones, y me libré de ellas sin operaciones quirúrgicas. El pasado verano me detecté unos bultos en el pecho. El 13 de enero de 1982 fue el día más traumático de toda mi vida, cuando todo mi cuerpo sufrió una erupción extremadamente pruriginosa. Nada la aliviaba. Temblaba en mi interior y mi exterior, sentía frío y calor, no podía concentrarme ni meditar y no tenía energía. Sabía que tenía que hacer más de lo que ya estaba haciendo, que era mucho.

Cada «experto» con el que hablaba me aconsejaba otra vitamina, otro suplemento o algo que «probar». Había oído hablar de los libros del doctor Jensen La limpieza y regeneración de los tejidos celulares y The doctor-patient handbook, y estaba leyendo mucho sobre la autocuración.

Durante el trauma del 13 de enero, la única cosa en la que podía pensar en usar era la limpieza con zumo de limón, pimienta de cayena, jarabe de arce y agua, cosa que hice durante una semana mientras me apresuraba a conseguir una tabla para colemas y hacía muchas llamadas telefónicas para averiguar dónde conseguir los suplementos para la limpieza. No disponía de nadie para que me aconsejara, ya que nadie en la zona en la que vivía sabía nada sobre ello. Huelga decir que aprendí por las malas.

Ese ayuno de siete días de duración se vio seguido de una limpieza y regeneración intensivas de otros siete días de duración, y luego por el programa de mantenimiento usual recomendado por el doctor Jensen. No podía recordar sentirme tan fantásticamente bien desde hacía mucho tiempo. Mi nivel de energía era enorme, me volvió el color a la piel y mis ojos recuperaron su color azul. Se aconseja descanso durante la limpieza y la regeneración, pero como era trabajadora autónoma, me encontré con que esas semanas fueron las más atareadas de toda mi carrera. Tenía tanta energía que, sencillamente, no quería descansar.

Asisto a clases de bailes latinoamericanos y de salón, y durante aquellas tres tardes de sábado durante la limpieza y regeneración, bailé desde las 16:00 h hasta las 01:00 h sin parar.

Después de la primera semana me preguntaron si había estado en Florida, ya que la gente decía que tenía aspecto de estar muy descansada y tenía muy buen color. Cuando les conté a mis amigos qué estaba haciendo, la mayoría se asustaron y me ofrecieron buenos consejos sobre qué debía hacer y qué no. Decían que no era bueno que pasara sin comida, que me debilitaría mucho, que acabaría estando muy flaca, y hasta me dijeron que me acabaría muriendo. Tuvieron que admitir que tenía un aspecto fantástico, pero aun así la presión estaba ahí. Tuve que ser realmente fuerte y saber que estaba haciendo lo correcto.

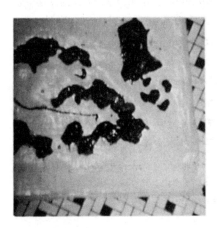

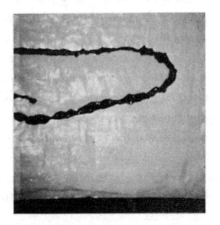

Estas fotografías fueron enviadas por otro participante.

El sexto día del cuarto tratamiento de limpieza y regeneración apareció una especie de cuerda de 71 cm de largo de moco y detritos procedente del intestino.

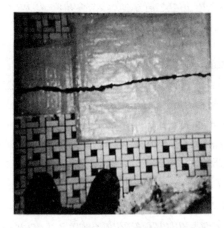

Aquí tenemos otra fotografía del mismo paciente en otro día de limpieza y regeneración: eliminó una cuerda de moco de 76 cm de largo.

He llevado a cabo seis limpiezas y regeneraciones intensas (con el método del doctor Jensen) desde enero de 1982. Cuando empiezo a sentirme aletargada y siento dolor por todo el cuerpo sé que tengo otra acumulación de toxinas. Me aburro de realizar la limpieza y la regeneración (especialmente de tomar los suplementos) tras el sexto día y quiero parar, pero cuando veo qué estoy expulsando me veo motivada para proseguir.

Si yo puedo librarme de bultos en mi pecho, recuperar el color de mis ojos para que recobren su color azul, tener un excelente color y tono en la piel, abundante energía y, en general, sentirme genial, cualquiera puede.

Mis médicos están completamente sorprendidos y emocionados con mi recuperación, especialmente con que me haya desecho de los bultos en mi pecho. Ahora estoy yendo a la consulta de un quiropráctico en lugar de ver a los numerosos médicos que estaba viendo antes. Todos me dicen que me está yendo tan bien con este método que no necesito más citas.

Paciente M. T., hombre. Trastorno intestinal degenerativo

Inicié los tratamientos de limpieza y regeneración de los tejidos el 8 de septiembre de 1982, y he continuado con un colema diario desde entonces. He padecido un trastorno intestinal degenerativo durante algún tiempo, y el resultado más espectacular del programa de limpieza y regeneración de los tejidos ha sido la increíble cantidad de material que he expulsado de mi intestino.

Paciente R. D., hombre. Psoriasis

Desde 1971 he padecido psoriasis en la zona de la cabeza. Durante el cuarto día de mi programa de limpieza y regeneración de los tejidos, alrededor del 80 por 100 de las escamas se desprendieron. Esto no me había ocurrido nunca antes.

Estuve feliz por sufrir una pequeña crisis de curación durante el programa de limpieza y regeneración de los tejidos de siete días de curación en el rancho del doctor Jensen. Cuando empezaron la fiebre y el dolor de cabeza y de ojos, me administraba un colema y expulsaba mucho moco y material gomoso. Me sentía mucho mejor, pero luego los síntomas volvían. Me administraba otro colema y entonces expulsaba uno o dos litros de materia fecal gomosa, lo que me libraba de los síntomas. Esa noche eliminé moco por los ojos y tuve un ligero dolor en ellos, pero nada de fiebre ni dolor de cabeza.

Paciente A. M. B., mujer. Artritis reumatoide

Cuando inicié el programa de limpieza y regeneración de los tejidos apenas podía usar las manos. Mi rodilla izquierda estaba tan hinchada que no podía moverla. Durante el programa, mis manos se volvieron más flexibles, y la hinchazón y la irritación en la palma de mi mano derecha mejoraron. La inflamación de mi rodilla se redujo hasta que pude caminar sin sentir dolor. Ahora mi espalda ya no me duele todo el tiempo y parece más fuerte. Mis pies ya no tienen las plantas tan sensibles.

Paciente V. P., hombre. Problema cardíaco

Antes de someterme al programa de limpieza y regeneración de los tejidos había padecido un derrame cerebral, y mi brazo izquierdo estaba paralizado. Llegué al rancho del doctor Jensen en un coche que conducía mi mujer. Estaba sentado en una posición reclinada y era incapaz de levantarme sin sentir un enorme dolor en el estómago, y la cara me tiraba de un lado, como estirando mi boca y dejándola abierta. Sólo unos días antes me despertaba por la mañana amargado, ya que no me parecía que valiera la pena afrontar la vida.

Al cabo de cuatro días ya pude entrar en la ducha por mi cuenta, colocarme sobre la tabla para colemas y levantarme de ella sin ayuda. Podía ir de un lugar a otro con mi bastón.

Empecé a despertar feliz por las mañanas, era capaz de, estando tumbado, levantarme sin sentir dolor. Mis piernas parecían menos voluminosas, no tan hinchadas. Me resultaba difícil creer la cantidad de materia que salía de mi interior durante el colema. Hacia el final del programa parece que desarrollé alguna sensibilidad en mi brazo izquierdo paralizado.

Nunca me había sentido tan bien en los hospitales y la residencia de ancianos, pero durante el programa de limpieza y regeneración de los tejidos en el rancho del doctor Jensen seguí mejorando constantemente.

Paciente M. S., mujer. Trastorno linfático degenerativo

Hace tres años me dijeron que padecía un trastorno linfático grave que recibió tratamiento y remitió. Estuve muy agradecida, aunque decepcionada por el hecho de que, pese a que el problema había remitido, nunca se explicó la causa ni se trató, sino que se trataron los síntomas.

Poco después de esto conocí, por casualidad, el programa de limpieza y regeneración de los tejidos del doctor Jensen. Leí su libro sobre el tema y, en mi opinión, todo tenía sentido. Me embarqué en su programa en diciembre de 1982. La evacuación fue increíble duante mi primera limpieza y regeneración de siete días de duración. Desde entonces me he sometido a dos programas de limpieza y regeneración de los tejidos de siete días de duración más usando el programa de mantenimiento entre ambos. ¡Los resultados fueron sorprendentes! Ya no notaba bultos bajo mis brazos ni en las ingles. Mi respiración era mejor. Sentía como si todo mi cuerpo se estuviera desobstruyendo. Mis ojos adquirieron más brillo y mi piel se volvió más suave y lisa. Las varices están desapareciendo de mis piernas. Rara vez sufro depresión, como me sucedía antes. Mi cabello y mis uñas están mejor que nunca. Sé que nunca me veré afectada por una enfermedad degenerativa mientras consuma los productos adecuados y mantenga mi colon limpio.

Paciente H. E., mujer. Esclerodermia

En 1972, un médico que me extirpó un tumor grande y calcificado cerca del codo me diagnosticó una esclerodermia. La esclerodermia consiste en una enfermedad progresiva de la piel que suele implicar a los órganos internos como el corazón y los riñones. Tenía la piel y el tejido subyacente engrosados, una gran sensibilidad al frío, la garganta en carne viva, los labios y la boca secos, me faltaba el aliento, me sentía fatigada y notaba dolores difusos en las articulaciones y los músculos. En 1974 un médico me recetó cápsulas de Potaba, y esto, junto con los tratamientos quiroprácticos bisemanales, fue eficaz para ablandar la piel y reducir los espasmos musculares.

El 17 de abril de 1982 inicié el programa de limpieza y regeneración de los tejidos de siete días de duración del doctor Jensen. Hacia el final de la semana vi que mi piel estaba más blanda, que la hinchazón de mis manos y mis dedos se había reducido, y que las zonas rojizas en mis piernas se habían atenuado. Durante el programa de mantenimiento subsiguiente vi que mi actitud mental mejoraba y que toleraba mejor el frío.

Paciente S. D., mujer. Anemia

Cuando empecé con el programa de limpieza y regeneración de los tejidos, mis análisis de sangre mostraban un recuento de glóbulos rojos de 3,84 (lo normal es 4,8) y un nivel de hemoglobina de 10,7 (lo normal es 14,0). Los meses anteriores había estado cansada la mayor parte del tiempo y sentía dolor en la parte baja de la espalda y el cuello. Los tratamientos quiroprácticos no fueron de ayuda. Al final del programa de limpieza y regeneración de los tejidos de siete días de duración mi espalda estaba mucho mejor y empecé a tomar los suplementos recomendados por el doctor Jensen. Un mes después de mi primer análisis de sangre, un segundo análisis mostró que mi recuento de glóbulos rojos había ascendido a 4,47 y que mi nivel de hemoglobina era de 12,8. Mis niveles de energía son mucho mejores y la fatiga está desapareciendo gradualmente.

Paciente E. P., mujer de 70 años. Artritis

El médico que me trató me dijo que los fármacos serían lo único que aliviaría mis terribles dolores de cuello. Por lo tanto, tomé Percodan (oxicodona y aspirina) y Butazolidina para el dolor; fenilbutazona (un esteroide) una vez por semana, y Ascriptin (hidróxido de aluminio, aspirina, carbonato cálcico e hidróxido de magnesio) a diario. Me dijeron que comiera lo que quisiera, que el café y la dieta no tenían nada que ver con la artritis. Tomé estos fármacos durante un año y pese a ello no obtuve mucho alivio.

Entonces cambié de dirección. Inicié un programa nutricional, uno de eliminación, y empecé a tomar suplementos nutritivos naturales. Me pidieron que dejara todos los fármacos, pese a mi gran reticencia. Empecé a temblar y desarrollé síntomas propios de un síndrome de abstinencia. Sin embargo, me lancé de cabeza al programa descrito por el doctor Jensen.

Al cabo de una semana me vi libre de dolor y me sentía muy bien sin los fármacos. Un mes y medio más tarde, sintiéndome excepcionalmente bien, desarrollé una fiebre de 40,5 ºC, se me hincharon la cara y los ojos y tuve un dolor de cabeza como nunca antes lo había tenido. Pensaba que todo mi mundo iba a derrumbarse.

Me dijeron que eso (la crisis de curación) sólo duraría tres días, y así fue. Entonces me volví a sentir muy bien, tal y como el doctor Jensen dijo que me sentiría.

Durante y desde la crisis ha habido una eliminación excesiva de moco. Después de nueve meses, mi cuello sigue libre de dolor sin consumir fármacos.

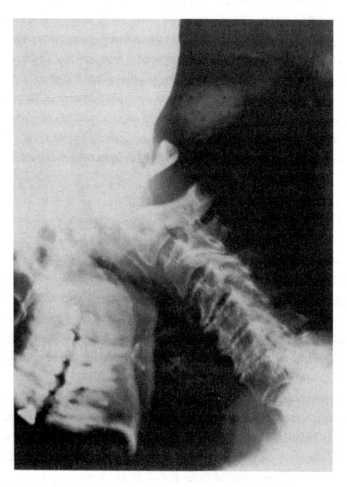

Ésta es la radiografía de la paciente que muestra el problema artrítico.

Después de cinco años no le ha vuelto el dolor. Este caso no se ha curado, pero el dolor no ha regresado. Esta paciente tomaba entre veinte y cuarenta aspirinas al día, de acuerdo con la receta de su médico.

Paciente S. B., mujer. Niveles elevados de triglicéridos

La primera vez que seguí el programa de limpieza y regeneración de los tejidos, mis análisis de sangre mostraban unos niveles de triglicéridos de 938 (lo normal es un valor de 50-200 mg/dl). Al cabo de una semana descendió a 253. Casi tres años después, tras un año viviendo bajo condiciones de mucho estrés, mis triglicéridos se dispararon hasta los 1.043 mg/dl. Volví a someterme al programa de limpieza y regeneración de los tejidos y los niveles volvieron a bajar a 325. Soy consciente de que queda mucho trabajo por hacer, pero estoy encantada con el rápido descenso de mis niveles de triglicéridos tras los programas de limpieza y regeneración de los tejidos de siete días de duración.

Paciente C. M., mujer de 80 años. Niveles elevados de triglicéridos

Artritis, trastornos intestinales y gases, y una evacuación cada 4-5 días.

Las fotografías muestran los niveles de triglicéridos de esta paciente antes y después, tal y como aparecen en los análisis. Los cambios se produjeron tras los tratamientos de limpieza y regeneración de los tejidos de una semana de duración.

Triglyceride 50-200 mg/dL	Cholesterol 150-300 mg/dL	Triglyceride 50-200 mg/dL	Cholesterol 150-300 mg/dL
2544	633	912	440

ANTES	DESPUÉS

Paciente C. B., hombre

Sufre un trastorno abdominal edematoso y con hinchazón. Bebía alcohol y desarrolló una congestión hepática. Los médicos no fueron capaces de hacer gran cosa para mejorar esto a lo largo del último año.

Las fotografías del antes y el después que mostramos aquí se tomaron tras tan sólo treinta días de tratamiento. El dibujo del después le muestra regalándome una caja de melocotones que pesaba trece kilos y diciéndome: «¡Éste es el peso que me hizo usted perder en treinta días!».

Con este caso queremos mostrar el valor del programa de limpieza y regeneración de los tejidos y lo que puede hacer. Ésta es una demostración de la sustitución de tejido viejo por uno nuevo. El organismo responde ante los medios naturales de recambio tisular y el seguimiento con un buen programa de nutrición y un estilo de vida correctos.

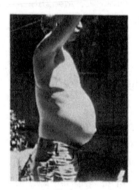 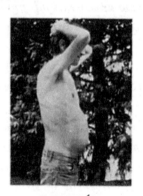 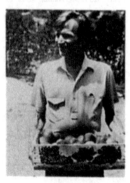

ANTES   *DESPUÉS*   *DESPUÉS*

22 de abril de 1988
Apreciado doctor Jensen:

Estuve en su rancho en Escondido en 1984, el mes de junio. Creo que estuve allí una semana. Padecía un problema de retención de líquidos. Desde entonces he seguido sus recomendaciones tan al pie de la letra como me ha sido posible y considero que tengo una buena salud. Sé que si no le hubiera conocido lo más probable es que hubiera fallecido hace ya mucho tiempo. No sé cómo darle las gracias. Mis mejores deseos para usted y para Silvia.

Con cariño,

Cristopher T. Bateman

Hombre. Problemas de próstata. Perdió cinco kilos y medio en su primer programa de limpieza y regeneración de los tejidos, sus problemas de próstata se solucionaron y la rigidez de sus manos desapareció. Puede volver a tocar instrumentos musicales de nuevo.

Mujer. Estreñimiento. No defecó durante entre doce y catorce días, a pesar del uso de laxantes. Tras el programa de siete días de duración dejó de usar laxantes y se sentía genial. Su actividad intestinal está mejorando rápidamente.

Mujer. Bultos en el pecho. Un mes y medio después de someterse al programa de limpieza y regeneración de los tejidos, los bultos habían desaparecido. Además, los análisis mostraron que la función hepática y las fosfatasas alcalinas eran normales.

Mujer. Trastorno uterino. Se llevó a cabo una prueba de Papanicolau con un resultado de 4+ y un diagnóstico de tumores uterinos. Tres meses después de seguir el programa, se repitió la prueba de Papanicolau y el examen de la paciente mostró que el problema había desaparecido. La prueba de Papanicolau dio un resultado negativo y no se pudieron hallar signos de tumores uterinos.

Hombre. Psoriasis. Este hombre se había gastado siete mil dólares en especialistas yendo toda su vida a ver a médicos debido a su psoriasis antes de probar el programa de limpieza y regeneración de los tejidos. Sus brazos y sus piernas sangraban periódicamente, y era un bebedor empedernido. No ha seguido el programa de limpieza y regeneración de los tejidos de siete días de duración, pero sí ha usado la fibra, la bentonita y la tabla para colemas. Sus problemas de piel han mejorado considerablemente.

Mujer de 60 años. Problemas de memoria y de vista. Esta mujer mayor vegetariana se quejaba de tener una mala memoria y una mala visión.

Siguió el programa de limpieza y regeneración de los tejidos de siete días de duración y quedó sorprendida con la mejoría de ambos problemas.

Mujer de 32 años. Fisura uterina. Esta paciente informaba de haber padecido un gran dolor durante años debido a una fisura uterina que los médicos no pudieron solucionar. Siguió el programa de limpieza y regeneración de los tejidos de siete días de duración como último recurso, pero lo dejó a los cinco días. Informó de que: «Todo el dolor ha desaparecido. No puedo recordar la última vez que no sentí dolor. Me había olvidado de cómo era».

Algunos comentarios de pacientes que han seguido el programa de limpieza y regeneración de los tejidos.

«No puedo imaginar una mejor forma de detoxificar el cuerpo». A. C.

«Creo que todos deberían gozar de la buena suerte de someterse a este programa de modo que sepan lo que se siente al estar realmente vivo». E. B. C.

«Un tremendo valor para la humanidad». M. S.

«Un maravilloso comienzo para tu recuperación». E. N.

«Muy necesario para una salud renovada». E. A.

«¡Genial! Además, el personal también es encantador». P. M.

«Después del programa de esta semana me he sentido esperanzado y emocionado por el potencial para la curación. He aprendido mucho». A. M.

«El programa me gustó mucho, ya que me sentía mejor a medida que pasaban los días». C. C.

«Un programa positivo y realista». O. S.

«Muy bueno. Ojalá lo hubiera hecho antes. Se lo recomendaría a cualquiera». J. E. W.

«Una solución razonable para tener una buena salud». M. K. M.

«Esto es algo imprescindible para casi toda la gente que conozco. He estudiado mucho sobre este asunto y creo que es algo que se ha simplificado tanto como sería posible y que, pese a ello, es eficaz. Nunca olvidaré esta época de mi vida». R. A.

«Me siento más positivo y esperanzado porque aprenderé qué falta en mi dieta y seguiré hasta el final». C. M.

«¡Después de este programa me siento lleno de energía! Mi cuerpo se siente bien, listo para avanzar». S. M.

«*Me siento ligero y con ganas de hacer ejercicio. Me siento como una nueva persona, con esperanza en mi corazón*». M. P.

«*Me siento ligero, optimista y activo. Espero, con ilusión, continuar con este programa*». L. D.

«*¡Me siento genial! ¡Más ligero y lleno de energía que nunca! Me encuentro en el camino hacia una mejor salud*». W. J. R.

«*(Antes del programa) Me sentía muy cansado, taciturno (quiero decir, no del todo deprimido) y un poco encerrado en mí mismo, ya que no sabía hacer frente correctamente a los aspectos de la vida relacionados con la buena salud. (Tras la semana del programa) Me sentí más que satisfecho con el programa: ¡es excelente!*». D. D. H.

«*Antes del programa me sentía cansado, tenía problemas al caminar y sentía dolor. Después del programa tenía menos hinchazón, caminaba mejor y sentía menos dolor en las articulaciones. Este maravilloso programa salva vidas. Conocí a muchas personas maravillosas. Muchas gracias a todos por su apoyo*». K. M.

«*Antes del programa tenía la verdadera necesidad de aprender sobre el control y el tratamiento del intestino, la limpieza y la regeneración de los tejidos, etc. Sé que necesito mejorar mi salud o sufriré las consecuencias muy pronto. Me sentía muy intoxicado, tenía pérdidas de memoria y dolor de cabeza; dolor en el costado derecho, cerca de las costillas, y telangectasias horribles en las piernas. Me sentía cansado gran parte del tiempo y dependía del café para estimularme. Después del programa me sentí mucho mejor. Sigue habiendo espacio para la mejora, pero me siento muy animado. El programa es fenomenal. Debería haber más programas así a lo largo y ancho de todo Estados Unidos*». M. F. W.

«*Asistí al programa tras leer el libro. Pensé que el tratamiento me podría ayudar con varios síntomas: pechos irritados y fibroquísticos, retención de agua, nivel de energía bajo, facilidad para ganar peso, algunas molestias articulares, tortícolis ocasionales y dolores de cabeza de vez en cuando. Todos estos síntomas afectaron a mi humor y mi actitud. Después del programa me sentí mejor. Mis pechos están más suaves, algo menos irritados y el abdomen ha perdido volumen. Mi nivel de energía sigue siendo bajo, la retención de agua sigue siendo evidente y no perdí demasiado peso*». H. F.

«*Asistí al programa porque me sentía muy cansado, tenía problemas en las piernas y las caderas (cojera), y nadie sabía cómo ayudarme. Los médicos me dijeron que estaba sano, pero yo sabía que no lo estaba. Sabía que este programa era el correcto para mí. Después del programa sé cómo cuidar de mí mismo. Estoy muy agradecido por el privilegio de haber asistido. Si no hubiera visto toda la inmundicia expulsada, nunca hubiera creído que hubiera estado en el interior de mi cuerpo. Espero, con ilusión, una crisis de curación. El programa es maravilloso. La gente cree que me he vuelto loco. No obstante, soy feliz».* E. L. W.

Un hombre de setenta y ocho años de Manitoba (Canadá) me telefoneó para preguntar si podía ayudarle. Anteriormente yo había ayudado a algunos miembros de su familia. Había estado postrado en la cama durante dos años, con las piernas ulceradas, y éstas rezumaban pus. La amputación de sus piernas a la altura de las caderas ya estaba programada. Envié a su hija con todo el material y los suplementos para la limpieza y regeneración de siete días de duración, y él estaba lleno de fe, y la repitió dos semanas más tarde.

El resultado fue excelente. Lo último que supe de él fue que estaba desmontando su garaje para ubicarlo en otro lugar y así tener un huerto ecológico más grande. Sólo llevó dos semanas hacer que pudiera moverse, y es un hombre feliz.

B. W.
Columbia Británica
Canadá

BIBLIOGRAFÍA

American Cancer Society: literatura científica sobre el cáncer.

BioNutritional Products: P. O. Box 389, Harrison (Nueva York) 10528.

Bon Roy Enterprises: 2425 Old Alturas Rd., Redding (California) 96003.

BALLENTINE, R., licenciado en Medicina: *Diet and nutrition – A holistic approach*. Himalayan International Institute, Honesdale (Pensilvania), 1979.

BORDEAUX-SZEKELY, E.: *The Essene Gospel of peace*. IBS International, Costa Rica. (Trad. cast.: *El evangelio de los esenios*. Sirio: Málaga, 2007).

CLENDENING, L., licenciado en Medicina: *The human body*. Alfred A. Knopf, Nueva York, 1973.

Colema Boards, Inc.: P. O. Box 34710, Kansas City (Misuri) 64116

EMPRINGHAM, J.: *Invisible friends of the body*. Health Education Society, Los Ángeles (California).

—: *Intestinal gardening for the prolongation of youth*. Health Education Society, Los Ángeles (California).

EMPRINGHAM, J. O.: *Pandora's box – What to eat and why*. Health Education Society, Los Ángeles (California).

Irons, V. E., Inc.: P. O. Box 34710, Kansas City (Misuri) 64116.

Jennings Home Colonic Boards: P. P. Box 1495, Anderson (California) 96007.

JAMISION, A. B.: *Intestinal ills*. Publicado por Tyrrell, C. A., licenciado en medicina, 1914.

JENSEN, B., quiropráctico: *Blending magic*. Escondido (California).

—: *Doctor/Patient handbook*, Escondido (California).

—: *Food healing for man*. Escondido (California).

—: *Nature has a remedy.* Escondido (California).

—: *Science and practice of iridology.* BiWorld Publishers, Inc., 1952.

—: *Survive this day.*

—: *The chemistry of man.* Escondido (California).

—: *You can master disease.* Escondido (California).

KELLOGG, J. H.: *Colon hygiene,* 1923.

PAINTER, N. S., licenciado en Medicina: *Diverticular disease of the colon.* Keats.

ROBERTS, F., Capitán médico, M.N.I.M.H.D.B.-TR: *The encyclopedia of digestive disorders,* 1957-1969.

SCHELLBERG, B. O.: *Lectures on colonic therapy,* 1930.

STEMMERMAN, W. H., licenciado en Medicina: *Intestinal management for longer happier life,* 1928.

Take Care Health Products: Box 538, 1755 Robson St., Vancouver (Columbia Británica), Canadá V6G 1C9.

The human body and how it works, Exeter Books, Nueva York, 1979.

TILDEN, J. H., licenciado en Medicina: *Toxemia explained,* 1926.

Ultimate Colonics, Eldon L. Lowdeer, 7853 South 1300 East, Sandy (Utah) 84092.

WILTSIE, J., licenciado en Humanidades y en Medicina: *Chronic intestinal toxemia and its treatment,* 1938.

GLOSARIO DE TÉRMINOS

La siguiente lista de palabras y términos suele usarse para describir trastornos intestinales y su control y tratamiento.

He intentado limitar el uso de vocabulario técnico en todo lo posible, de modo que esta exposición se mantenga a un nivel que pueda seguir todo el mundo, independientemente de la educación o formación recibidas.

Adherencia. 1. La fijación de dos estructuras, que normalmente están separadas, mediante tejido nuevo generado por una inflamación o una lesión. 2. Una cinta fibrosa que une partes que normalmente están separadas.

Ano. La vía de salida del recto y que en encuentra en el pliegue que hay entre las nalgas.

Autointoxicación. Un trastorno provocado por sustancias venenosas producidas en el interior del organismo.

Calostro. Secreción procedente de la mama antes del inicio de la verdadera lactación, dos o tres días después del parto. Esta secreción contiene, fundamentalmente, suero y glóbulos blancos. Es la llamada «primera leche».

Catarro. Una inflamación de las membranas mucosas.

Diarrea. Evacuación frecuente de unas heces acuosas. Es un síntoma frecuente de trastornos gastrointestinales y aparece, principalmente, como resultado de una peristalsis incrementada.

Diverticulitis. Inflamacion de un divertículo del tracto intestinal, especialmente en el colon, lo que provoca el estancamiento de las heces en pequeños sacos dilatados ubicados en el colon (divertículos).

Divertículo. Un saco o bolsa que se forma en las paredes de un conducto o un órgano.

Enema. Introducción de soluciones en el recto y el colon. Esto se hace para estimular la actividad intestinal y para provocar el vaciamiento de la parte final del intestino.

Espasmo. Un movimiento involuntario repentino o una contracción muscular convulsiva.

Espástico. Parecido a o de la misma naturaleza que los espasmos o convulsiones.

Estasis. Estancamiento del flujo normal de los fluidos, como de la sangre, la orina o el mecanismo intestinal.

Estreñimiento. Defecación difícil; defecación infrecuente con la eliminación de materia fecal excesivamente dura y seca; funcionamiento lento del intestino.

Flácido. Relajado, flojo, con un tono muscular defectuoso o ausente.

Flatulencia. Gases en el estómago y los intestinos.

Flema. Moco denso, especialmente el de las vías respiratorias.

Flexión. El acto de doblar o el estado de estar doblado en contraposición a la extensión.

Flora intestinal. Las bacterias presentes en el intestino. La naturaleza química del contenido del intestino varía considerablemente con respecto a la porción del tracto que estemos teniendo en cuenta. Al nacer no hay bacterias en el intestino, pero sí que las encontraremos poco después. Las bacterias beneficiosas pueden proteger el organismo de la invasión por parte de las perniciosas, que no pueden medrar en un entorno ácido. Además, ciertos medicamentos, especialmente los antibióticos, pueden provocar alteraciones drásticas en el número y tipo de bacterias presentes.

Haustras. Las bolsas en forma de saco presentes en el colon normalmente.

Hemorroide. Una masa de venas dilatadas y sinuosas en la región anorrectal que afecta a los plexos venosos de esa zona. Las hay de dos tipos: las externas, que son las que afectan a las venas distales al anillo o línea anorrectal; y las internas, que implican a las venas proximales a la línea o anillo anorrectal.

Hernia. La protrusión o proyección de un órgano o de parte del mismo a través de las paredes de la cavidad que normalmente lo contienen.

Hiper-. Prefijo que significa por encima, excesivo o más allá.

Hipo-. Prefijo que significa menos que, por debajo o inferior.

Indicán. Indoxilsulfato potásico, una sustancia que se encuentra en el sudor y la orina y que se forma cuando las bacterias intestinales transforman el triptófano en indol.

Indol. Una sustancia sólida y cristalina que se encuentra en las heces. Es el producto de la descomposición bacteriana del triptófano y es responsable, en gran medida, del olor de las heces. En los casos de obstrucción intestinal se absorbe y se elimina a través de la orina en forma de indicán.

Iridología. La ciencia y práctica que nos revela la inflamación, dónde está ubicada y en qué fase se encuentra. El iris desvela la constitución corporal, las debilidades inherentes, los niveles de salud y la transición que se da en el organismo de una persona según la forma en que viva.

Lactobacillus acidophilus. Un microorganismo que produce ácido láctico mediante la fermentación de los azúcares de la leche. Se encuentra en la leche, las heces de los niños alimentados con biberón y los adultos. También está presente en los dientes cariados y en la saliva.

Lactobacillus bulgaricus. El bacilo que se encuentra en la leche fermentada. La leche fermentada con este microorganismo recibe el nombre de leche búlgara.

Lactosa. Un disacárido que al ser hidrolizado da glucosa y galactosa. Las bacterias pueden convertirlo en ácido láctico y ácido butírico, como cuando la leche se agría. La leche de los mamíferos contiene entre un 4 y un 7 por 100 de lactosa.

Laxante. Un alimento o sustancia química que favorece la defecación, y que, por lo tanto, previene el estreñimiento. Los laxantes pueden actuar incrementando la peristalsis mediante la irritación de la mucosa intestinal, lubricando las paredes intestinales, ablandando el contenido del intestino mediante el incremento de la cantidad de agua en él, y aumentando la cantidad de fibra del contenido intestinal.

Linfa. Un líquido alcalino que se encuentra en los vasos linfáticos y la cisterna del quilo. Suele ser un líquido claro, transparente e incoloro. Sin embargo, en los vasos que drenan del intestino puede tener un aspecto lechoso debido a la presencia de las grasas absorbidas.

Linfocito. Célula linfática o glóbulo blanco sin gránulos citoplasmáticos. Suelen totalizar entre el 20 y el 50 por 100 del total de los glóbulos blancos.

Moco. Fluido viscoso secretado por las membranas y las glándulas mucosas y que está formado por mucina, leucocitos, sales inorgánicas, agua y células epiteliales.

Mucilaginoso. Que se parece al mucílago; baboso, pegajoso.

Mucosa. Membrana mucosa.

Peristalsis. Un movimiento progresivo y ondulante que se da de forma involuntaria en los conductos huecos del organismo, y especialmente en el tracto alimentario. Es característica de los conductos con capas circulares y longitudinales de fibras musculares lisas.

Pilórico. Perteneciente a la abertura que hay entre el estómago y el duodeno.

Placas de Peyer. Agrupación de nódulos solitarios o de grupos de ganglios linfáticos que se encuentran principalmente en el íleon, cerca de su unión con el colon. En los casos de fiebre tifoidea, experimentan una hiperplasia y suelen ulcerarse. También reciben el nombre de nódulos linfoides agregados.

Prolapso. La caída o el desplazamiento en sentido descendente de una parte del cuerpo, como por ejemplo el colon.

Protomorfógeno. Material del núcleo de las células extraído de tejidos animales concretos que contiene el anteproyecto «arquitectónico» esencial para la construcción de ese tejido. (Por ejemplo: sustancias adrenales, tiroideas, pancreáticas, etc.)

Quimo. La mezcla de alimento parcialmente digerido y de secreciones digestivas que se encuentra en el estómago y el intestino delgado durante la digestión de una comida.

Recto. Parte inferior del intestino grueso, de unos 12,7 cm de largo, entre la flexura sigmoide y el canal anal.

Válvula ileocecal. Músculos en forma de esfínter (anillo) que sirven para cerrar el íleon donde el intestino delgado se abre hacia el colon ascendente. Evitan que el alimento retroceda hacia el intestino delgado.

Vasos quilíferos. Vasos linfáticos intestinales que absorben el quimo y lo pasan a la circulación linfática y, de ahí, al conducto torácico y al sistema vascular.

ÍNDICE

Prólogo 9

CAPÍTULO 1. Introducción a la concienciación sobre
el intestino. 13
CAPÍTULO 2. Breve exposición sobre la anatomía y la fisiología
del intestino 27
CAPÍTULO 3. Autointoxicación. 35
CAPÍTULO 4. Estreñimiento 43
CAPÍTULO 5. Trastornos del intestino grueso 57
CAPÍTULO 6. La flora intestinal y los cuidados del intestino 87
CAPÍTULO 7. Métodos y técnicas naturales para la mejora
del intestino 101
CAPÍTULO 8. Introducción al sistema definitivo para la limpieza
y regeneración del intestino. 119
CAPÍTULO 9. Casos clínicos y testimonios. 183
CAPÍTULO 10. En conclusión 197

Apéndice 201
Bibliografía 217
Glosario de términos. 219